Gilberto Ruffini
Valerio Droga

UNA BIBLIOGRAFIA
PER IL METODO RUFFINI
300 ricerche e testi selezionati
sull'ipoclorito di sodio

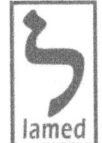

www.lamedlibri.it

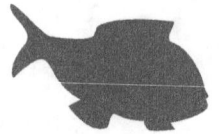

Collana del Pesce
SALUTE E BENESSERE

© 2019 Gilberto Ruffini e Valerio Droga. Tutti i diritti riservati.
ISBN 978-0-244-16877-3

Responsabili della pubblicazione
Gilberto Ruffini e Valerio Droga

Prima edizione III-2019

bybloservice -- *SERVIZI EDITORIALI*--

Revisione, uniformazione, editing, impaginazione, correzione di bozze, progetto grafico, copertina e comunicazione a cura di *Valerio Droga*.

info@bybloservice.com

Al mio grande Padre,
medico di eccezionali virtù.

Paolo Ruffini

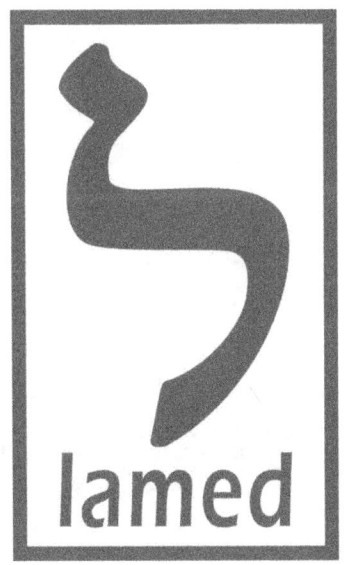

www.lamedlibri.it

Lamed

LAMED è un marchio editoriale, ma non una casa editrice. Nasce da un'idea di Valerio Droga, che da anni, ormai, si dedica ai libri, sia in qualità di autore e ghost writer sia in veste di editor, aiutando cioè gli autori a trasformare il loro manoscritto in prodotto editoriale. Tuttavia, non volendo lavorare per conto di una casa editrice terza, si è specializzato nel self publishing e, perciò, ha dovuto sviluppare anche competenze di grafica, impaginazione e correzione di bozze, mettendo su un service editoriale, *Bybloservice*, e un piccolo team di lavoro.

Lamed va oltre, nasce dalla volontà di definire una selezione di titoli prodotti da *Bybloservice*, un vero e proprio catalogo di libri con l'obiettivo comune della crescita sociale o individuale, una finalità filantropica ed educativa, come suggerisce lo stesso nome.

Lamed è una lettera dell'alfabeto ebraico, la dodicesima, e indica elevazione. Dodici è un numero estremamente simbolico nel libro per eccellenza, la *Bibbia*, sia nel Primo che nel Secondo Testamento: 12 sono le tribù di Israele, 12 gli apostoli di Cristo. Corrisponde alla nostra *elle* (*l* di libro, *l* di leggere) e ha la forma di un serpente che si srotola verso l'alto, archetipo universale di conoscenza ed elevazione.

Lamed nasce già con otto collane, perché vuole declinare la sua finalità etica in più ambiti: dal miglioramento della propria salute e benessere (*collana del Pesce*) alla crescita personale e professionale (*dell'Aquila*), dalle guide di viaggio inteso come processo di maturazione (*del Cane*) all'evoluzione spirituale (*della Colomba*), dalla letteratura educativa per l'infanzia (*del Bruco*) al dialogo tra i popoli e la crescita culturale e sociale (*della Rondine*), dalla cura ambientale (*della Chiocciola*) ai classici della formazione pedagogica (*della Tartaruga*).

Lamed, in estrema sintesi, rispecchia un modo di vedere la letteratura, il lavoro e la vita stessa, il cui senso ultimo non può che essere anche quello di un contributo, seppur minimo, al miglioramento della persona, della società e del mondo in generale, perché la scrittura, oltre a *interessante* e possibilmente *vera*, dovrebbe essere - lo diceva Alessandro Manzoni - anche e innanzitutto *utile*.

Indice

Presentazione

di Valerio Droga

Tutti, quantomeno tutti i nostri lettori, conoscono la storia del Metodo Ruffini, sanno di come il dottor Ruffini sia venuto a 'contatto' con questa molecola prodigiosa e come si sia accesa la scintilla dell'intuizione che lo ha portato a proseguire gli studi in merito fino alla formulazione del Metodo e al suo brevetto. In molti ricorderanno pure che non si sia trattato ovviamente di un mero lavoro sul campo ma che Gilberto Ruffini abbia attinto anche a una ricca letteratura scientifica sull'argomento.

Eh sì, forse molti strabuzzeranno gli occhi a questa notizia ma davvero esistono migliaia di studi sull'ipoclorito di sodio. Studi scientifici, s'intende. Le pagine che seguono ne sono la prova. Negli anni, il dottor Ruffini ha raccolto articoli di ricerche e libri (il primo individuato è del 1877!) sulle applicazioni della molecola in campo medico, proprio, ma non solo, per mettere a tacere quei colleghi che riducevano l'ipoclorito a un prodotto per massaie. Com'è noto, infatti, si tratta del componente base della candeggina, ma ciò non toglie che possa fungere anche da potente biocida, antimicotico, antimicrobico e antivirale a uso topico, come abbiamo descritto nel manuale d'uso che ha inaugurato questa nostra collana, *Curarsi con la candeggina?*, e, più nel dettaglio, nel secondo libro, *Vi presento il Metodo Ruffini*.

Quest'ultimo è, per così dire, il compagno ideale di questo volume che avete fra le mani: entrambi, infatti, non sono propriamente dei testi divulgativi, come invece voleva essere il primo, quanto piuttosto libri di approfondimento, più per addetti ai lavori. Se *Vi presento il Metodo Ruffini* nasce per approfondire l'argomento, spiegando, grazie al contributo di alcuni specialisti, come l'ipoclorito svolga la sua azione, qui si dà al ricercatore la possibilità di approfondire ulteriormente da sé. *Una bibliografia per il Metodo Ruffini*, come una guida della città, fornisce gli indirizzi, le porte alle quali andare a bussare, i testi cioè che hanno già trattato questa splendida molecola. Al momento, si contano 6.770 pubblicazioni sull'ipoclorito di sodio e il numero è in continua crescita perché si aggiungono sempre nuove ricerche e studi scientifici sull'argomento. Il numero si riferisce all'archivio indicizzato da *PubMed*, il noto motore di ricerca di ambito scientifico biomedico che consente l'accesso al *Medline* (Medical Literature Analysis and Retrieval System), l'archivio bibliografico online del sistema *Medlars*.

Il libro si presenta dunque come una raccolta di 300 pubblicazioni e, più nel dettaglio, 230 articoli e 70 libri. Comune denominatore di ogni item di questa bibliografia è, come detto, l'ipoclorito di sodio. Basterà anche semplicemente sfogliare queste pagine per comprendere quanto ci diciamo da anni, quanto Gilberto Ruffini non si stanca di ripetere almeno dal 1996, da quando cioè mise a punto il Metodo depositandone il brevetto. Ne emerge un prodotto estremamente efficace per un'infinità di applicazioni mediche e altrettanto sicuro, purché ovviamente se ne faccia un uso corretto.

Ad arricchire il contenuto del libro, due approfondimenti che spiegano rispettivamente il meccanismo della mieloperossidasi, ovvero la produzione di ipoclorito di sodio a opera dei nostri globuli bianchi, e il modo in cui questa splendida molecola possa aiutare nella guerra alla resistenza batterica ai comuni antibiotici. Fenomeno che causa un innalzamento preoccupante di degenza ospedaliera (con conseguente aumento della spesa per il servizio sanitario nazionale) nonché di decessi, proprio quando la battaglia ai germi sembrava ormai chiusa.

La chiusura del sipario del libro l'abbiamo invece voluta affidare a una chicca, vale a dire la copia integrale e originale del brevetto che Gilberto Ruffini depositò nell'ormai lontano 1996 per tutelarne la paternità anche se non per l'utilizzazione economica, trattandosi del resto, come si è detto, di una molecola di uso comune.

Prima di lasciarvi alla lettura o, meglio, alla consultazione del libro, resta ancora un'ultima cosa: perché questo titolo? Perché "una" e non "la" bibliografia del Metodo Ruffini? Beh, abbiamo già detto che l'ipoclorito di sodio vanta una letteratura di migliaia di pubblicazioni, basta cercare "sodium hypochlorite" su *PubMed* e il sistema risponde con quasi settemila risultati. Se avessimo voluto riportarli tutti avremmo dovuto pubblicare più tomi. Un testo pesante, ingombrante, costoso e, lasciatemi dire, inutile. Intendo che il ricercatore interessato potrà trovare questi studi con una semplice ricerca online. Qui abbiamo voluto raccogliere soltanto una stretta selezione (come spiega il sottotitolo del libro) di 300 pubblicazioni, soltanto quel materiale cui Ruffini ha attinto nel corso di questi anni, trovandovi sostegno scientifico e ispirazione, opera che ha proseguito anche dopo il brevetto. Si tratta dunque di fonti cui il dottor Ruffini ha attinto "per il" suo metodo, per elaborarlo e metterlo a punto, ecco spiegato perché abbiamo scritto nel titolo una bibliografia "per il" e non "del" Metodo Ruffini.

Per quanto mi riguarda non ho preso parte all'opera di raccolta ma solo alla cura del volume, ma in questa o altre vesti, è sempre un piacere per me tornare sull'argomento e lavorare al fianco del dottor Ruffini. A tal proposito ci tengo a ringraziare Paolo Ruffini, il cui impegno per la diffusione del lavoro del padre e la cui collaborazione alla realizzazione di questo terzo volume è risultata ancora una volta essenziale.

Palermo, gennaio 2019

15

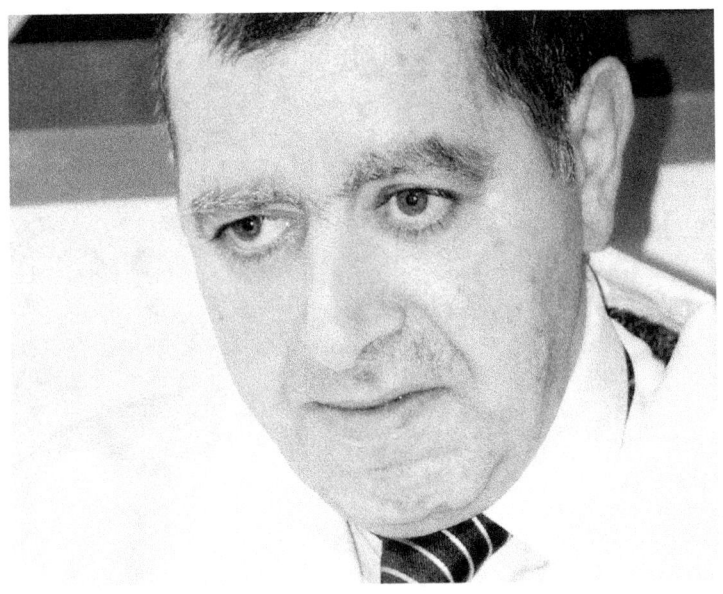

Il Metodo Ruffini è una evidenza scientifica di prim'ordine. Si deve sapere che l'ipoclorito di sodio non è una cura alternativa, per altro mi domando a cosa mai dovrebbe essere alternativo. L'ignoranza o gli interessi di tipo economico cercano di sminuire le sue potenzialità senza sapere o, peggio, ignorando scientemente che l'ipoclorito di sodio sia anche prodotto dal corpo umano stesso attraverso i globuli bianchi. È la natura che ha fornito ai globuli bianchi questo strumento, non io.

Questo trattamento dermatologico è da intendersi dunque come un rinforzo alle nostre difese immunitarie e come un prezioso strumento per la medicina. Sia chiaro che non lo considero ovviamente una mia invenzione ma una scoperta e che l'azione terapeutica non è casuale ma ben definita da regole chimiche chiare e incontrovertibili. Sarà mia premura pubblicare quanto prima i presupposti scientifici.

Gilberto Ruffini, 4 maggio 2018

Introduzione

di Gilberto Ruffini

CARO lettore,

Le do il benvenuto in questo nuovo volume, una raccolta che reputo di assoluto valore nel percorso di divulgazione in atto del Metodo Ruffini. Tale valore è racchiuso dalla fremente attività di ricerca intorno all'ipoclorito di sodio e all'acido ipocloroso, una attività che ha portato a migliaia di pubblicazioni scientifiche e che ha visto implicato il lavoro di tantissimi ricercatori di tutto il mondo.

In questo volume, per una più precisa e definita qualità di studio, ho voluto raccogliere le più significative pubblicazioni sull'uso di ipoclorito di sodio (NaOCl) e di acido ipocloroso (HOCl) nella cura di malattie umane e animali, perché, come avrà già avuto modo di conoscere nel manuale pratico *Curarsi con la Candeggina?*, il Metodo Ruffini si rivolge sia alla medicina umana che veterinaria.

Tanto interesse nel campo della ricerca è segno tangibile che la molecola tanto inflazionata dal mero commercio della disinfezione domestica (coi nomi di candeggina, varechina e così via) in realtà cela in se stessa un alto valore terapeutico: a volte la soluzione ai problemi più ostici è proprio dietro l'angolo!

Del resto, non stiamo parlando soltanto di una molecola sintetizzata ormai talmente tanto tempo fa da potersi considerare d'uso comune, ma è risaputo che i globuli bianchi se ne servono nel loro meccanismo di difesa: lo sintetizzano e, dopo aver catturato il nemico, prendono la mira e lo colpiscono. Il meccanismo è quello dell'enzima mieloperossidasi, che, in una fase precisa di attacco del globulo bianco (la cosiddetta fagocitosi), dopo che questo ha inglobato l'agente patogeno, permette la produzione di acido ipocloroso col quale lo distrugge! Quest'ultimo è lo stesso acido che si produce per reazione dall'ipoclorito di sodio al momento della sua applicazione, quindi del contatto col tessuto. L'acido ipocloroso è infatti il vero principio attivo del Metodo Ruffini: l'ipoclorito di sodio (e in realtà tutti gli ipocloriti) è solo un veicolo per giungere alla produzione dell'acido.

Forse già conosce il percorso quasi casuale che mi ha condotto all'ipoclorito, la genesi del Metodo. Sono un medico ematologo ma ho sempre lavorato come dentista e, come ogni buon dentista, ho sempre fatto largo uso dell'ipoclorito di sodio per la disinfezione dei canali radicolari prima di una otturazione. Un giorno, nello svolgimento della mia professione quotidiana, mi sono imbattuto in una splendida risposta terapeutica sopra un'afta, dov'era caduta una goccia del disinfettante odontoiatrico.

Era il 1991 e, da allora, non mi fermai più. A cascata approfondii gli effetti tangibili dell'ipoclorito di sodio nell'uso medico, giungendo sempre a nuove soddisfazioni umane e professionali. Finalmente, nel 1996, giunsi a ottenere un brevetto per il Metodo che avevo definito. Questo risultato, tuttavia, sarebbe ingenuo ricondurlo alle mie sole ricerche sul campo, ma si avvalse anche di un lavoro parallelo di ricerca sui libri e sulla Rete. Mi accorsi che sull'argomento esisteva una vasta letteratura scientifica. In particolare, mi tornò molto utile il noto motore di ricerca *PubMed*, al quale potei attingere dando supporto e solidità alle mie sperimentazioni.

Raccolsi via via abstract e libri, che a loro volta mi suggerivano percorsi e favorivano intuizioni da testare. Quest'opera di raccolta è continuata anche negli anni dopo il deposito del brevetto. Nel momento in cui scriviamo, sono giunto ad una bibliografia di 230 articoli scelti, cui si aggiungono i titoli di ben 70 libri. Non si tratta, come dicevo, di una raccolta esaustiva sull'argomento, tutt'altro! Questa è una mia personale selezione degli studi che ritengo più validi e che più di altri mi sono stati utili nel corso dei miei lavori di approfondimento in tutti questi anni.

Ammetto che questa bibliografia che oggi vede le stampe mi è servita in passato da sprone e da scudo. Da sprone verso me stesso, verso il mio lavoro di ricerca, motivandomi ad andare avanti, indicandomi cioè di essere sulla strada giusta poiché percorsa in gran parte da tanti altri autorevoli colleghi ricercatori. Da scudo, poi, nei confronti di quegli altri miei colleghi medici che hanno fatto, soprattutto negli anni passati, della facile ironia sul fatto che provassi a curare delle patologie con un prodotto per massaie. Per molti ero diventato "il medico della candeggina". Benché l'appellativo mi abbia sempre fatto piacevolmente sorridere, ammetto che ho avuto spesso bisogno di questa bibliografia per difendermi da simili grossolane accuse prima che potessero prendere piede all'interno della comunità. Arrivare oggi alle stampe di questo volume ha dunque per me un valore non da poco, è una sorta di rivalsa per mostrare a tutti, a cominciare da quei membri della comunità scientifica che stentano ancora a ricredersi, che sugli usi dell'ipoclorito di sodio in campo medico esiste una ricca letteratura.

Il volume, dà supporto a qualunque ricercatore che voglia approfondire in autonomia gli studi sul Metodo Ruffini e vuole servire anche da incentivo per nuove ricerche su questa magnifica molecola, sulla quale probabilmente c'è ancora tanto da scoprire.

Ora la lascio alla conoscenza, all'approfondimento e - se lo riterrà - alla condivisione.

Induno Olona (Va), dicembre 2018

Parte prima
I trecento

Gli articoli

1947 Studies on the reaction between sodium hypochlorite and pro-teins; physico-chemical study of the course of the reaction., BAKER RW. Biochem J. PMID: 20266510.

1968 Sporicidal activity of sodium hypochlorite at subzero temperatures., Jones LA Jr, Hoffman RK, Phillips CR., Appl Microbiol;16(5):787-91. PMID: 4968965.

1977 [Clinical use of sodium hypochlorite solution]. Rüsch W. Urologe A;16(1):53. PMID: 847862.

1977 Quantitative study of sodium hypochlorite as an in vitro endodon-tic irrigant. Trepagnier CM, Madden RM, Lazzari EP. J Endod;3(5):194-6. PMID: 266029.

1978 Analysis of the effect of dilution on the necrotic tissue dissolution property of sodium hypochlorite, Hand RE, Smith ML, Harrison JW. J Endod. PMID: 277629.

1979 The antibacterial properties of sodium dichloroisocyanurate and sodium hypochloriteformulations. Bloomfield SF, Miles GA. J Appl Bacteriol;46(1):65-73. PMID: 35510.

1980 Reactions of guinea pig subcutaneous connective tissue following exposure to sodium hypochlorite, Thé SD,

Maltha JC, Plasschaert AJ., Oral Surg Oral Med Oral Pathol; 49(5):460-6. PMID: 6929469.

1981 The effect of temperature on the bactericidal efficiency of sodium hypochlorite, Raphael D, Wong TA, Moodnik R, Borden BG. J Endod. 1981 Jul;7(7):330-4. PMID: 6788877.

1982 Chemical Abstracts 82 : 119,454 USA, concerning the use of NaOCl on the burns.

1983 The Merck Index 10 Th edition, Merck & Co, Inc, Rahway. NJ, page 1236.

1983 Pub.Hith, Lond 97, 218-220 Dewitt T. Hunter MD California - USA concerning the use of NaOCl to treat herpes 1 and 2.

1983 Sodium hypochlorite, an overlooked therapeutic adjunct for Herpes sim-plex infections. Hunter DT. Public Health. 1983 Jul;97(4):218-20. No abstract available. PMID: 6622643.

1983 Sodium hypochlorite in the treatment of herpes simplex virus infections. Hunter DT. Cutis. 1983 Mar; 31(3):328-32. PMID: 6682365.

1985 Cotter Julie C. e al., 8213; Chemical Parameters, antimicrobial, activities, and tissue toxicity of 0,1 and 0,5 % Sodium Hypochlorite solution 8214, antimicrobial agents and chemotherapy, Vol.28(1), pages 118 – 122.

1990 [Sodium hypochlorite in endodontics], Leclerc R.- J Dent Que. PMID: 2203835

1990 Evaluation of hypochlorite-releasing disinfectants against the hu-man immunodeficiency virus (HIV), Bloomfield SF, Smith-Burchnell CA, Dalgleish AG., J Hosp Infect;15(3):273-8. PMID: 1971634.

1992 In vitro solubility of human pulp tissue in calcium hydroxide and sodium hypochlorite, Andersen M, Lund A, Andreasen JO, Andreasen FM. Endod Dent Trauma-tol. PMID: 1289067.

1993 Martindale , Hypochlorite pag. 791, 2 - 804 HSV.

1993 Effective shelf-life of prepared sodium hypochlorite solution. Johnson BR, Remeikis NA. J Endod. 1993 Jan;19(1):40-3. PMID: 8289027.

1994 Household bleaches based on sodium hypochlorite: review of acute toxicology and poison control center experience. Racioppi F, Daskaleros PA, Besbelli N, Borges A, Deraemaeker C, Magali-ni SI, Martinez Arrieta R, Pulce C, Ruggerone ML, Vlachos P., Food Chem Toxicol. 1994 Sep;32(9):845-61. Review. PMID: 7927083

1995 Uehara (Japan) - Patent US 5, 472,715; on the disappearance of fungi after the use of NaOCl in a lotion.

1996 Ruffini (Italy) Patent n. 01283167 concerning the use of NaOCl for treatment of infectious diseases of the skin, mucous membranes and systemic.

1998 New Scientist London, 01 / 1998 University of Gothenborg (Sweden), on the disappearance of Str Mutans in caries treated with NaOCl and tested with a work on more than 1000 people.

2000 Urologia Moscow, Russia, (6) 16,8 Danilkov AP. – Ivachchenko VV. – Golovanov SA. On the intravenous treatment of NaOCl in septic shock patients over 17.

2000 Inactivation of transmissible degenerative encephalopathy agents: A review. Taylor DM. Vet J. 2000 Jan;159(1):10-7. PMID: 10640408.

2001 Vestnik Khirurgii Imeni i-i Russia, Grekova 160 (1) : 89 – 91 Nov., Dic. Tarasenko SV. - Pashkein kp. e al. Concerning the use of NaOCl intravascular surgery emergency on 50 patients.

2001 Vestnik Khirurgii Imeni i-i Russia, Grekova 159 (2) : 44 - 7 – Avakimian, Petrosian EA. Dedigov MT. On incarcerated hernia surgery Abdominal 2155 24% of patients with septic complications pyogenes, reducing from 18.8% to 11% mortality.

2003 A survey of sodium hypochlorite use by general dental practitioners and endodontists in Australia. Clarkson RM, Podlich HM, Savage NW, Moule AJ. Aust Dent J. 2003 Mar;48(1):20-6. PMID: 14640153.

2005 [Use of sodium hypochlorite in surgery]. Zakharash MP, Malynovs'kyĭ SIu, Bytenko DI, Tsiura IuP, Rami AS. Lik Sprava. 2005 Apr-May;(3):20-9. Review. Ukrainian. PMID: 16025672.

2006 Lancet Grundmann H, Aires-de-Sousa M, Boyce J, Tiemersma E. Emergence and resurgence of meticillin-resistant Staphylococcus aureus as a public-health threat. The Lancet 2006; DOI 10.1016/S0140-6736(06) 68853-3.

2006 Université Laval del Quebec e pubblicato sul Journal of Food Protection, Authors: Sena, N. T.; Gomes, B. P. F. A.; Vianna, M. E.; Berber, V. B.; Zaia, A. A.; Ferraz, C. C. R.; Souza-Filho, F. J. Source: International Endodontic Journal, Volume 39, Number 11, November 2006 , pp. 878-885(8) Publisher: Wiley-Blackwell.

2007 Sodium hypochlorite: history, properties, electrochemical produc-tion. Ponzano GP. Contrib Nephrol. 2007;154:7-23. PMID: 17099298.

2008 Cotter for the mechanism of Sodium Hypochlorite microorganisms.

2008 Sodium hypochlorite in endodontics: an update review. Mohammadi Z. Int Dent J. 2008 Dec;58(6):329-41. Review. PMID: 19145794.

2008 School of Medical Science, Rio de Janeiro State University Keywords: antimicrobial agents; antimicrobial tests; bacteria; endodontics; root canal irrigants Document Type: Research article DOI: 10.1111/j.1747-4477.2007.00071.x Affiliations: 1: Department of Endodontics, Rio de Janeiro State University - UERJ, Rio de Janeiro, Brazil 2: Department of Microbiology, School of Medical Science, Rio de Janeiro State University - UERJ, Rio de Janeiro, Brazil Publication date: 2008-04-01.

2008 Sodium hypochlorite denatures the DNA of the amphibian chytrid fungus Batrachochytrium dendrobatidis. Cashins SD, Skerratt LF, Alford RA. Dis Aquat Organ. 2008 Jun 19;80(1):63-7. doi: 10.3354/dao01919. PMID: 18714685.

2009 Authors: Lee, Diana; Howlett, Julie; Pratten, Jonathan; Mordan, Nicola; McDonald, Ailbhe; Wilson, Michael; Ready, Derren Source: MRSA FEMS Microbiology Letters, Volume 291, Number 2, February 2009, pp. 241-246(6) Publisher: Wiley-Blackwell.

2011 Tamoxifen Downregulates Connective Tissue Growth Factor to Ameliorate Peritoneal Fibrosis.Huang JW, Yen CJ, Wu HY, Chiang CK, Cheng HT, Lien YC, Hung KY, Tsai TJ. 2011Department of Internal Medicine, National Taiwan University Hospital and National Taiwan University Medical College, Taipei, Taiwan, ROC.

2011 Am J Infect Control. 2011 Apr;39(3):212-8. Efficacy of "sporicidal" wipes against Clostridium difficile. Siani H, Cooper C, Maillard JY. Welsh School of Pharmacy, Cardiff University, Cardiff, United Kingdom. PMID: 21458683.

2011 Listeria monocytogenes and Salmonella enterica Enteritidis Biofilms Susceptibility to Different Disinfectants and Stress-Response and Virulence Gene Expression of Surviving Cells. Rodrigues D, Cerca N, Teixeira P, Oliveira R, Ceri H, Azeredo J. Microb Drug Resist. 2011 Mar 9. [Epub ahead of print] PMID: 21388333 [PubMed - as supplied by publisher].

2011 Effects of Combined Treatment of Sodium Hypochlorite/Ionizing Radiation and Addition of Vitamin B(1) on Microbial Flora of Oyster and Short-Necked Clam. Kim HJ, Ha JH, Kim SW, Jo C, Park J, Ha SD. Foodborne Pathog Dis. 2011 Mar 7. [Epub ahead of print] PMID: 21381920 [PubMed - as supplied by publisher].

2011 Effects of Combined Treatment of Sodium Hypochlorite/Ionizing Radiation and Addition of Vitamin B(1) on Microbial Flora of Oyster and Short-Necked Clam. Kim HJ, Ha JH, Kim SW, Jo C, Park J, Ha SD. Foodborne Pathog Dis. 2011 Mar 7. [Epub ahead of print] PMID: 21381920 [PubMed - as supplied by publisher].

2011 Effectiveness of wound cleansing treatments on maggot (Diptera, Calliphoridae) mortality. McIntosh MD, Merritt RW, Kolar RE, Kimbirauskas RK. Forensic Sci Int. 2011 Mar 4. [Epub ahead of print] PMID: 21377818 [PubMed - as supplied by publisher].

2011 Further studies of intramolecular Michael reactions of nitrosoalkenes for construction of functionalized bridged ring systems. Kumar P, Li P, Korboukh I, Wang TL, Yennawar H, Weinreb SM. J Org Chem. 2011 Apr 1;76(7):2094-101. Epub 2011 Feb 28. PMID: 21361394 [PubMed - in process].

2011 Combination treatment of alkaline electrolyzed water and citric acid with mild heat to ensure microbial safety, shelf-life and sensory quality of shredded carrots. Rahman SM, Jin YG, Oh DH. Food Microbiol. 2011 May;28(3):484-91. Epub 2010 Oct 27. PMID: 21356455 [PubMed - indexed for MEDLINE].

2011 Before you reach for the bleach... Chaudhry H, Wildan TM, Popat S, Anand R, Dhariwal D. Br Dent J. 2011 Feb 26;210(4):157-60. PMID: 21350524 [PubMed - in process].

2011 Viability of sporulated oocysts of Neospora caninum after exposure to different physical and chemical treatments. Alves Neto AF, Bandini LA, Nishi SM, Soares RM, Driemeier D, Antoniassi NA, Schares G, Gennari SM. J Parasitol. 2011 Feb;97(1):135-9. Epub 2010 Sep 3. PMID: 21348620 [PubMed - indexed for MEDLINE].

2011 Does DIAGNOdent provide a reliable caries-removal endpoint? Neves AA, Coutinho E, De Munck J, Lambrechts P, Van Meerbeek B. J Dent. 2011 Feb 18. [Epub ahead of print] PMID: 21334416.

2011 Clinical and cost effectiveness of guidelines to prevent intravascular catheter-related infections in patients on hemodialysis. Bakke CK. Nephrol Nurs J. 2010 Nov-Dec;37(6):601-15; quiz 616. Review. PMID: 21290915 [PubMed - indexed for MEDLINE].

2011 Revascularization of an immature permanent tooth with periradicular abscess after luxation. Iwaya S, Ikawa M, Kubota M. Dent Traumatol. 2011 Feb; 27(1):55-8. doi: 10.1111/j.1600-9657.2010.00963.x. PMID: 21244629 [PubMed - in process].

2011 The use of topical, un-buffered sodium hypochlorite in the management of burn wound infection. Coetzee E, Whitelaw A, Kahn D, Rode H. Burns. 2011 Nov 17. [Epub ahead of print] PMID: 22100425 [PubMed - as supplied by publisher].

2011 [Skin antisepsis in premature infants].Agolini G, Faldella G, Janes E, Raitano A, Spinelli M, Vitali M. Pediatr Med Chir. 2011 Jul-Aug;33(4):169-77. Italian. PMID: 22423476 [PubMed - in process].

2011 Laboratory Section: Electrolytic Production of Sodium Hypochlorite, Hoover CP. J Am Public Health Assoc. 1911 Feb;1(2):114-7. No abstract available. PMID: 19599568.

2012 Functional consequence of positive selection revealed through rational mutagenesis of human myeloperoxidase. Loughran NB, Hinde S, McCormick-Hill S, Leidal KG, Bloomberg S, Loughran ST, O'Connor B, Fágáin CO, Nauseefi WM, O'Connell MJ. Mol Biol Evol. 2012 Feb 21. [Epub ahead of print].

2012 Fournier's gangrene - analysis of management and outcome in south-eastern Nigeria. Ugwumba FO, Nnabugwu II, Ozoemena OF. S Afr J Surg. 2012 Feb 14;50(1):16-9. PMID: 22353315 [PubMed - in process].

2012 A novel flow-injection analysis system for evaluation of antioxidants by using sodium dichloroisocyanurate as a source of hypochlorite anion. Ichiba H, Hanami K, Yagasaki K, Tanaka M, Ito H, Fukushima T. Drug Discov Ther. 2012 Feb;6(1):44-8. PMID: 22460428 [PubMed - in process].

2012 Biofilms on environmental surfaces: Evaluation of the disinfection efficacy of a novel steam vapor system. Song L, Wu J, Xi C. Am J Infect Control. 2012 Mar 12. [Epub ahead of print] PMID: 22418602 [PubMed - as supplied by publisher].

2012 Latest approaches to treating atopic dermatitis. Paller AS. Chem Immunol Allergy. 2012;96:132-40. Epub 2012 Mar 13. PMID: 22433383 [PubMed - in process].

2012 Treatment protocol for denture stomatitis, prior to anatomical molding. Milton Rocha Gusmão J, Pereira RP. Gerodontology. 2012 Apr 17. doi: 10.1111/j.1741-2358.2012.00661.x. [Epub ahead of print] PMID: 22506854 [PubMed - as supplied by publisher].

2012 The effect of various topical peri-implantitis antiseptics on Staphylococcus epidermidis, Candida albicans, and Streptococcus sanguinis, Bürgers R, Witecy C, Hahnel S, Gosau M. Arch Oral Biol. 2012 Feb 22. [Epub ahead of print] PMID: 22365324 [PubMed - as supplied by publisher].

2012 Effectiveness of sodium hypochlorite in the prevention of catheter related infections. Cruz DN, Ocampo C, Brendolan A, Menara G, Corradi V, de Cal M, Polanco N, Kuang D, Nalesso F, Crepaldi C, Ronco C. Contrib Nephrol. 2007;154:97-102. PMID: 17099304 [PubMed - indexed for MEDLINE].

2012 Clinical and cost effectiveness of guidelines to prevent intravascular catheter-related infections in patients on hemodialysis. Bakke CK. Nephrol Nurs J. 2010 Nov-Dec;37(6):601-15; quiz 616. Review. PMID: 21290915 [PubMed - indexed for MEDLINE].

2012 Efficacy of Different Sanitizing Agents and Their Combination on Microbe Population and Quality of Fresh-cut Chinese Chives. Dai X, Luo H, Jiang L, Ling L, Xue Y, Yu Z. J Food Sci. 2012 Jun 18. doi: 10.1111/j.1750-3841.2012.02770.x. [Epub ahead of print] PMID: 22708729 [PubMed - as supplied by publisher].

2012 Videoendoscopic sanations of the abdominal cavity by the spread peritonitis]. No authors listed] Khirurgiia (Mosk). 2012;(5):18-23. Russian. PMID: 22810530 [PubMed - in process].

2012 Differential expression of the transcription factors MarA, Rob, and SoxS of Salmonella Typhimurium in response to sodium hypochlorite: down-regulation of rob by MarA and SoxS. Collao B, Morales EH, Gil F, Polanco R, Calderón IL, Saavedra CP. Arch Microbiol. 2012 Jul 1. [Epub ahead of print]. PMID: 22752112 [PubMed - as supplied by publisher].

2012 Isolation, molecular characteristics and disinfection of methicillin-resistant Staphylococcus aureus from ICU units in Brazil. Campos GB, Souza SG, Lob O TN, Da Silva DC, Sousa DS, Oliveira PS, Santos VM, Amorim AT, Farias SV, Cruz MP, Yatsuda R, Marques LM. New Microbiol. 2012 Apr;35(2):183-90. Epub 2012 Mar 31. PMID: 22707131 [PubMed - indexed for MEDLINE].

2012 [The videoendoscopic sanation of the abdominal cavity by the diffuse septic peritonitis]. Khirurgiia (Mosk). 2012;(7):53-7. [Article in Russian] [No authors listed].

2012 Acute Kidney Injury Due to Intravenous Bleach Injection. Verma A, Vanguri VK, Golla V, Rhyee S, Trainor M, Abramov K PMID: 22968505 [PubMed - in process] J Med Toxicol. 2012 Sep 8. [Epub ahead of print.

2012 Low-cost periodontal therapy. Slots J. © 2012 John Wiley & Sons A/S. J Endod. 2012 Sep;38(9):1257-60. Epub 2012 Jun 20.

2012 The effect of surfactant on the dissolution of porcine pulpal tissue by sodium hypochlorite solutions. Clarkson RM, Kidd B, Evans GE, Moule AJ. Copyright © 2012 American Association of Endodontists. Published by Elsevier

Inc. All rights reserved. PMID: 22892746 [Pubmed - in process] J Contemp Dent Pract. 2012 May 1;13(3):305-9.

2012 Antimicrobial Effect of Conventional Root Canal Medicaments vs. Propolis against Enterococcus faecalis, Staphylococcus aureus and Candida albicans. Mattigatti S, Ratnakar P, Moturi S, Varma S, Rairam S. PMID: 22918001 [Pubmed - in process] J Ir Dent Assoc. 2012 Jun-Jul;58(3):156-61.

2012 An in vitro scanning electron microscopic study comparing the efficacy of passive ultrasonic and syringe irrigation methods using sodium hypochlorite in removal of debris from the root canal system. Agrawal VS, Kapoor S. PMID: 22888739 [Pubmed - indexed for MEDLINE] J Basic Microbiol. 2012 Jun 26. doi: 10.1002/jobm.201100519. [Epub ahead of print].

2012 Evaluation of two pretreatment methods for the detection of Mycobacterium tuberculosis in suspected pulmonary tuberculosis. Shinu P, Nair A, Jad B, Singh V. PMID: 22733571 [Pubmed - as supplied by publisher] J Bone Joint Surg Am. 2012 May 16;94(10):931-8.

2012 Vascular anatomy of the tibiofibular syndesmosis. McKeon KE, Wright RW, Johnson JE, McCormick JJ, Klein SE. PMID: 22617922 [Pubmed - indexed for MEDLINE] J AAPOS. 2012 Apr;16(2):193-5.

2012 Chronic keratoconjunctivitis with dermatitis as a presenting sign of child abuse. Moore DB, Herlihy EP, Weiss AH. Copyright © 2012 American Association for Pediatric Ophthalmology and Strabismus. Published by Mosby, Inc. All rights reserved PMID: 22525179.

2012 Treatment of the diffuse septic peritonitis [No authors listed] Khirurgiia (Mosk). 2012;(9):42-7. Russian. PMID: 23222980.

2012 Evaluating the sustained health impact of household chlorination of drinking water in rural Haiti. Harshfield E, Lantagne D, Turbes A, Null C. Am J Trop Med Hyg. 2012 Nov;87(5):786-95. doi: 10.4269/ajtmh.2012.12-0010. Epub 2012 Sep 17. Rollins School of Public Health, Emory University, Atlanta, Georgia; Waterborne Disease Prevention Branch, Centers for Disease Control and Prevention, Atlanta, Georgia; Rollins School of Public Health/School of Medicine, Emory University, Atlanta, Georgia.

2012 [The videoendoscopic sanation of the abdominal cavity by the diffuse septic peritonitis]. Sukovatykh BS, Blinkov Iulu, Ivanov PA. Khirurgiia (Mosk). 2012;(7):53-7. Russian. PMID: 22968505 [PubMed - indexed for MEDLINE].

2012 Acute Kidney Injury Due to Intravenous Bleach Injection. Verma A, Vanguri VK, Golla V, Rhyee S, Trainor M, Abramov K. J Med Toxicol. 2012 Sep 8. [Epub ahead of print] PMID: 22961673 [PubMed - as supplied by publisher.

2012 Low-cost periodontal therapy. Slots J. Periodontol 2000. 2012 Oct;60(1):110-37. doi: 10.1111/j.1600-0757.2011.00429.x.

2013 Inhibition of Penicillium expansum by an oxidative treatment. Cerioni L, Lazarte Mde L, Villegas JM, Rodríguez-Montelongo L, Volentini SI. Food Microbiol. 2013 Apr; 33(2):298-301. doi: 10.1016/j.fm.2012.09.011. Epub 2012 Oct 3. PMID: 23200664.

2013 The intraosseous and extraosseous vascular supply of the fifth metatarsal: implications for fifth metatarsal osteotomy. McKeon KE, Johnson JE, McCormick JJ, Klein SE. Foot Ankle Int. 2013 Jan;34(1):117-23. doi: 10.1177/1071100712460227. PMID: 23386771.

2013 Effect of disposable barriers, disinfection, and cleaning on controlling methicillin-resistant Staphylococcus aureus environmental contamination. Petti S, Polimeni A, Dancer SJ. Am J Infect Control. 2013 Jan 31. doi:pii: S0196-6553(12)01270-9. 10.1016/j.ajic.2012.09.021. [Epub ahead of print] PMID: 23375575.

2013 The intraosseous and extraosseous vascular supply of the fifth metatarsal: implications for fifth metatarsal osteotomy. McKeon KE, Johnson JE, McCormick JJ, Klein SE. Foot Ankle Int. 2013 Jan;34(1):117-23. doi: 10.1177/1071100712460227. PMID: 23386771.

2013 Novel sodium hypochlorite cleanser shows clinical response and excellent acceptability in the treatment of atopic dermatitis. Ryan C, Shaw RE, Cockerell CJ, Hand S, Ghali FE. Pediatr Dermatol. 2013 May;30(3):308-15. doi: 10.1111/pde.12150. PMID: 23617366.

2013 Bacillus anthracis Spore Decontamination in Food Grease. Amoako KK, Santiago-Mateo K, Shields MJ, Rohonczy E. J Food Prot. 2013 Apr;76(4):699-701. doi: 10.4315/0362-028X.JFP-12-291. PMID: 2357513714.

2013 Evaluation of the antifungal activity of four solutions used as a final rinse in vitro. Mohammadi Z, Giardino L, Palazzi F. Aust Endod J. 2013 Apr;39(1):31-4. doi: 10.1111/j.1747-4477.2010.00278.x. Epub 2010 Oct 24. PMID: 2355151124.

2013 Randomized Controlled Trial to Reduce Bacterial Colonization of Surgical Drains After Breast and Axillary Operations. Degnim AC, Scow JS, Hoskin TL, Miller JP, Loprinzi M, Boughey JC, Jakub JW, Throckmorton A, Patel R, Baddour LM. Ann Surg. 2013 Mar 20. [Epub ahead of print] PMID: 235187041.

2013 Antimicrobial efficacy of endodontic irrigants from Azadirachta indica: An in vitro study. Dutta A, Kundabala M. Acta Odontol Scand. 2013 May 3. [Epub ahead of print] PMID:23638768 [PubMed - as supplied by publisher].

2013 Case report: Surgical reconstruction of canine footpads burned by sodium hypochlorite drain cleaner. Farrell M, Dunn A, Marchevsky A., Compend Contin Educ Vet. 2011 Jul;33(7):E1-8. No abstract available. PMID: 23705168 [PubMed - in process].

2013 Bacillus anthracis spore decontamination in food grease. Amoako KK, Santiago-Mateo K, Shields MJ, Rohonczy E. J Food Prot. 2013 Apr;76(4):699-701. doi: 10.4315/0362-028X.JFP-12-291. PMID: 23575137 [PubMed - indexed for MEDLINE].

2013 Revascularization of immature permanent incisors after severe extrusive luxation injury. Cehreli ZC, Sara S, Aksoy B. J Mich Dent Assoc. 2013 Mar;95(3):58-62. PMID: 23777005 [PubMed - in process].

2013 Comparison of halogen versus led light-cured temporary endodontic filling materials for sealing.Bodrumlu E, Topuz O, Uzun O. Minerva Stomatol. 2013 Jun;62(6):193-198. PMID: 23828256 [PubMed - as supplied by publisher].

2013 Novel Strategies for Enhanced Removal of Persistent Bacillus anthracis Surrogates and Clostridium difficile Spores from Skin. Nerandzic MM, Rackaityte E, Jury LA, Eckart K, Donskey CJ. PLoS One. 2013 Jul 2;8(7):e68706. doi: 10.1371/journal.pone.0068706. Print 2013. PMID: 23844234 Select item 23844234 Clin Cancer Res. 2013 Jul 9.

2013 A Dendritic Cell Vaccine Pulsed with Autologous Hypochlorous Acid-Oxidized Ovarian Cancer Lysate Primes Effective Broad Antitumor Immunity: From Bench to Bedside. Chiang CL, Kandalaft L, Tanyi JL, Hagemann

AR, Motz GT, Svoronos N, Montone K, Mantia-Smaldone GM, Nisenbaum HL, Levine BL, Kalos M, Czerniecki BJ, Torigian DA, Powell DJ Jr, Mick R, Smith L, Coukos G. Department of Obstetrics and Gynecology, University of Pennsylvania.

2013 Influence of seasonal climate differences on the pharmaceutical, hormone and personal care product removal efficiency of a drinking water treatment plant. Azzouz A, Ballesteros E. Chemosphere. 2013 Aug 10. doi:pii: S0045-6535(13)01021-7. 10.1016/j.chemosphere.2013.07.037. [Epub ahead of print] PMID: 23942020 [PubMed - as supplied by publisher].

2013 Dakin's Solution: Past, Present, and Future. Levine JM. Adv Skin Wound Care. 2013 Sep;26(9):410-4. doi: 10.1097/01.ASW.0000432051.59348.cd. Source Jeffrey M. Levine, MD, is an Attending Physician, Center for Advanced Wound Care, Beth Israel Medical Center, Albert Einstein College of Medicine, New York, New York. Dr Levine has disclosed he has no financial relationships related to this article.

2013 Comparative study of disinfectants for use in low-cost gravity driven household water purifiers. Patil RA, Kausley SB, Balkunde PL, Malhotra CP. J Water Health. 2013 Sep;11(3):443-56. doi: 10.2166/wh.2013.206. PMID:23981873 [PubMed - in process].

2013 Inactivation of the novel avian influenza A (H7N9) virus under physical conditions or chemical agents treatment. Zou S, Guo J, Gao R, Dong L, Zhou J, Zhang Y, Dong J, Bo H, Qin K, Shu Y. Virol J. 2013 Sep 15;10(1):289. [Epub ahead of print] PMID: 24034697 [PubMed - as supplied by publisher].

2013 Efficacy and safety of sodium hypochlorite (bleach) baths in patients with moderate to severe atopic dermatitis in Malaysia. Wong SM, Ng TG, Baba R. J Dermatol. 2013 Sep 20. doi: 10.1111/1346-8138.12265. [Epub ahead of print] PMID: 24111816 [PubMed - as supplied by publisher].

2013 [Use of recombinant human beta-defensin-3 to evaluate the effect of adhesion of Candida albicans on the surface of soft lining material]. Shi Y, Song W, Liu XF, Gao LM, Song GB. Shanghai Kou Qiang Yi Xue. 2013 Aug;22(3):389-392. Chinese. PMID:24100890 [PubMed - as supplied by publisher].

2013 Efficacy of laser-based irrigant activation methods in removing debris from simulated root canal irregularities. Deleu E, Meire MA, De Moor RJ. Lasers Med Sci. 2013 Oct 5. [Epub ahead of print] PMID: 24091791 [PubMed - as supplied by publisher].

2013 An in vitro study to determine the minimal bactericidal concentration of sodium hypochlorite (bleach) required to inhibit meticillin-resistant Staphylococcus pseudintermedius strains isolated from canine skin. Pariser M, Gard S, Gram D, Schmeitzel L. Vet Dermatol. 2013 Oct 9. doi: 10.1111/vde.12079. [Epub ahead of print] PMID: 24118401 [PubMed - as supplied by publisher].

2013 The effect of reagents mimicking oxidative stress on fibrinogen function. Stikarová J, Kotlín R, Riedel T, Suttnar J, Pimková K, Chrastinová L, Dyr JE. ScientificWorldJournal. 2013 Oct 21;2013:359621. doi: 10.1155/2013/359621. PMID: 242358862.

2013 Isolation, pathogenicity and disinfection of Staphylococcus aureus carried by insects in two public hospitals of Vitória da Conquista, Bahia, Brazil. Oliveira PS, Souza SG, Campos GB, da Silva DC, Sousa DS, Araújo SP, Ferreira LP, Santos VM, Amorim AT, Santos AM, Timenetsky J, Cruz MP, Yatsuda R, Marques LM. Braz J Infect Dis. 2013 Nov 8. doi:pii: S1413-8670(13)00242-0. 10.1016/j.bjid.2013.06.008. [Epub ahead of print]. PMID: 24216155.

2013 [Effect of different stress conditions on growth and biofilm formation capability of Enterococcus faecalis]. Ran SJ, E J, Zhu CL, He ZY, Liang JP. Zhonghua Kou Qiang Yi Xue Za Zhi. 2013 Sep;48(9):529-34. Chinese. PMID: 24314278.

2013 The efficacy of disinfectants on abattoirs' Candida albicans isolates in Niger Delta region. Olorode OA, Okpokwasli GC. F1000Res. 2012 Oct 1;1. doi: 10.12688/f1000research.1-20.v1. PMID: 24327858.

2013 Eradication of a Mature Methicillin-Resistant Staphylococcus aureus (MRSA) Biofilm From Acrylic Surfaces. Altieri KT, Sanitá PV, Machado AL, Giampaolo ET, Pavarina AC, Jorge JH, Vergani CE. Braz Dent J. 2013 Sep-Oct;24(5):487-91. doi: 10.1590/0103-6440201302289. PMID: 24474290 [PubMed - in process].

2013 Antimicrobial activity of sodium hypochlorite in endodontics. Mohammadi Z, Shalavi S. J Mass Dent Soc. 2013 Spring;62(1):28-31. PMID: 24494267.

2014 Effectiveness of infection prevention measures featuring advanced source control and environmental cleaning to limit transmission of extremely-drug resistant Acinetobacter baumannii in a Thai intensive care unit: An analysis before and after extensive flooding. Apisarnthanarak A, Pinitchai U, Warachan B, Warren DK, Khawcharoenporn T, Hayden MK. Am J Infect Control. 2014 Feb;42(2):116-21. doi: 10.1016/j.ajic.2013.09.025. PMID: 24485368 [PubMed - in process].

2014 Effect of a surfactant on the antimicrobial activity of sodium hy-pochlorite solutions. Bolfoni MR, Ferla Mdos S, Sposito Oda S, Giardino L, Jacinto Rde C, Pap-pen FG. Braz Dent J. 2014 Sep-Oct;25(5):416-9. doi: 10.1590/0103-6440201300049. PMID: 25517777.

2014 Irrigation in endodontic Haapasalo M, Shen Y, Wang Z, Gao Y. Br. Dent J. 2014 Marzo 21; 216 (6) ; 299 – 303 doi 10.1038 /s/.bd) 2014.204.

2014 Testing the degradation effects of three reagents on various antineoplastic compounds. Gohma H, Inoue Y, Asano M, Sugiura SI. J Oncol Pharm Pract. 2014 Apr 11. [Epub ahead of print] PMID: 24727343 [PubMed - as supplied by publisher].

2014 Conservative treatment improved rrosive esophagitis and pneumomediastinum in a patient who ingested bleaching agent containing sodium hypochlorite and sodium hydroxide].Nakano H, Iseki K, Ozawa A, Tominaga A, Sadahiro R, Otani K. Chudoku Kenkyu. 2014 Mar;27(1):39-44. Japanese. PMID: 24724360 [PubMed - in process].

2014 Testing the degradation effects of three reagents on various antineoplastic compounds.Gohma H, Inoue Y, Asano M, Sugiura SI. J Oncol Pharm Pract. 2014 Apr 11. [Epub ahead of print] PMID: 24727343 [PubMed - as supplied by publisher].

2014 An in vitro study to determine the minimal bactericidal concentration of sodium hypochlorite (bleach) required to inhibit meticillin-resistant Staphylococcus pseudintermedius strains isolated from canine skin. Pariser M, Gard S, Gram D, Schmeitzel L. Vet Dermatol. 2013 Dec;24(6):632-4, e156-7. doi: 10.1111/vde.12079. Epub 2013 Oct 9. PMID: 24118401 [PubMed - in process].

2014 Canine superficial bacterial folliculitis: current understanding of its etiology, diagnosis and treatment. Blo-

om P. Vet J. 2014 Feb;199(2):217-22. doi: 10.1016/j.
tvjl.2013.11.014. Epub 2013 Nov 23. PMID: 24345778
[Pubmed - in process].

2014 The evaluation of combined chemical and physical treatments on the reduction of resident microorganisms and Salmonella Typhimurium attached to chi-
cken skin. Lee NY, Park SY, Kang IS, Ha SD. Poult Sci.
2014 Jan;93(1):208-15. doi: 10.3382/ps.2013-03536.
PMID: 24570441[PubMed - indexed for MEDLINE].

2014 In vitro and ex vivo antimicrobial efficacy of
nano-MgO in the elimination of endodontic pathogens. Monzavi A, Eshraghi S, Hashemian R, Momen-
Heravi F.

2014 Clin Oral Investig. 2014 May 24. [Epub ahead
of print] PMID: 24859291 [Pubmed - as supplied by
publisher] Bactericidal effect of hydroxyl radicals ge-
nerated from a low concentration hydrogen peroxide
with ultrasound in endodontic treatment. Kobayashi
Y, Hayashi M, Yoshino F, Tamura M, Yoshida A, Ibi H,
Lee MC, Ochiai K, Ogiso B. J Clin Biochem Nutr. 2014
May;54(3):161-5. doi: 10.3164/jcbn.13-86. Epub 2014
Apr 9. PMID: 24895478.

2014 Effectiveness of four different final irrigation
activation techniques on smear layer removal in cur-
ved root canals: a scanning electron microscopy study. Ahuja P, Nandini S, Ballal S, Velmurugan N. J Dent
(Tehran). 2014 Jan;11(1):1-9. Epub 2014 Jan 31.PMID:
24910670 [PubMed].

2014 Effectiveness of alternative methods for toothbrush
disinfection: an in vitro study. Peker I, Akca G, Sarikir
C, Toraman Alkurt M, Celik I. ScientificWorldJournal.
2014;2014:726190. doi: 10.1155/2014/726190. Epub
2014 May 25. PMID: 24971388 [PubMed - in process].

2014 Influence of immobilized forms of sodium hypochlorite on the immediate and long-term results of treatment of the patients with diffuse peritonitis]. [No authors listed] Vestn Khir Im I I Grek. 2014;173(2):47-51. Russian. PMID: 25055534 [PubMed - in process].

2014 Candida albicans Adherence to Denture Base Material: Chemical Disinfection and the Effect of Acquired Salivary Pellicle Formation. Rodríguez Acosta EJ, da Silva PM, Jacobina M, Lara VS, Neppelenbroek KH, Porto VC. J Prosthodont. 2014 Aug 20. doi: 10.1111/jopr.12197. [Epub ahead of print] PMID: 25142962 [PubMed - as supplied by publisher].

2014 The effect of high-level chlorine carcass drench on the recovery of Salmonella and enumeration of bacteria from broiler carcasses. Bartenfeld LN, Fletcher DL, Northcutt JK, Bourassa DV, Cox NA, Buhr RJ. Poult Sci. 2014 Aug 29. pii: PS4051. [Epub ahead of print] PMID: 25172928 [PubMed - as supplied by publisher].

2014 Reduction of risk of Salmonella infection from kitchen cleaning clothes by use of sodium hypochlorite disinfectant cleaner. Chaidez C, Soto-Beltran M, Gerba CP, Tamimi AH. Lett Appl Microbiol. 2014 Aug 28. doi: 10.1111/lam.12321. [Epub ahead of print] PMID: 25163762 [PubMed - as supplied by publisher].

2014 Determining the minimum inhibitory concentration of tetraclean against Candida albicans. Qyasian A, Mohammadi Z, Giardino L, Palazzi F, Shalavi S, Sabbaghi S, Khoshbin E. Niger J Med. 2014 Jul-Sep;23(3):201-6. PMID: 25185376 [PubMed - in process].

2014 In vitro oxidative footprinting provides insight into apolipoprotein B-100 structure in low density lipoprotein. Chakraborty S, Cai Y, Tarr MA. Proteomics. 2014 Aug 29. doi: 10.1002/pmic.201300174. [Epub ahead of print] PMID: 25176030 [PubMed - as supplied by publisher].

2014 Evaluation of a sporicidal peracetic acid/hydrogen peroxide-based daily disinfectant cleaner. Deshpande A, Mana TS, Cadnum JL, Jencson AC, Sitzlar B, Fertelli D, Hurless K, Kundrapu S, Sunkesula VC, Donskey CJ. Infect Control Hosp Epidemiol. 2014 Nov;35(11):1414-6. doi: 10.1086/678416. Epub 2014 Sep 30. PMID: 25333438 [PubMed - in process].

2014 The role of antiseptic agents in atopic dermatitis. Lee M, Van Bever H. Asia Pac Allergy. 2014 Oct;4(4):230-40. doi: 10.5415/apallergy.2014.4.4.230. Epub 2014 Oct 29. Review.PMID: 25379483 [PubMed].

2014 Arterial Anatomy of the Tibialis Posterior Tendon. Manske MC, McKeon KE, Johnson JE, McCormick JJ, Klein SE.Foot Ankle Int. 2014 Nov 19. pii: 1071100714559271. [Epub ahead of print]PMID:25411117 [PubMed - as supplied by publisher].

2014 Revascularization in an immature necrotic permanent incisor after severe intrusive luxation injury: a case report. Cantekin K, Herdem G, Peduk K.   Eur Arch Paediatr Dent. 2014 Jul;15(2 Suppl):203-6. PMID: 25299019 [PubMed - indexed for MEDLINE].

2014 Identification of Ligament Intra-Crystalline Peptide (LICP) from the Hinge Ligament of the Bivalve, Pinctada Fucata. Suzuki M, Kogure T, Sakuda S, Nagasawa H. Mar Biotechnol (NY). 2014 Oct 16. [Epub ahead of print] PMID: 25315163 [PubMed - as supplied by publisher].

2014 Removal of Anisakis simplex allergens from infected fish during the washing step of surimi production. Olivares F, González-Muñoz M, Carballeda-Sangiao N, Rodríguez-Mahillo A, Careche M, de Las Heras C, Navas

A, Tejada M. J Sci Food Agric. 2014 Nov 7. doi: 10.1002/jsfa.6994. [Epub ahead of print] PMID: 25378259 [PubMed - as supplied by publisher].

2014 The role of antiseptic agents in atopic dermatitis. Lee M, Van Bever H. Asia Pac Allergy. 2014 Oct;4(4):230-40. doi: 10.5415/apallergy.2014.4.4.230. Epub 2014 Oct 29. Review. PMID: 25379483 [PubMed].

2014 A synergistic effect of pretreatment on cell-wall structural changes in barley straw (Hordeum vulgare L.) for efficient bioethanol production. Sheikh MM, Kim CH, Lee JY, Yim SJ, Lee GS, Jo HS, Lee JY, Kim JW. J Sci Food Agric. 2014 Nov 19. doi: 10.1002/jsfa.7004. [Epub ahead of print] PMID: 25408101 [PubMed - as supplied by publisher].

2014 Influence of melaleuca and copaiba oils on Candida albicans adhesion. Tobouti PL, Mussi MC, Rossi DC, Pigatti FM, Taborda CP, de Assis Taveira LA, de Sousa SC. Gerodontology. 2014 Dec 1. doi: 10.1111/ger.12172. [Epub ahead of print] PMID: 25439584 [PubMed - as supplied by publisher].

2015 Disinfection of bore well water with chlorine dioxide/sodium hypochlorite and hydrodynamic cavitation. Wang Y, Jia A, Wu Y, Wu C, Chen L. Environ Technol. 2015 Feb;36(4):479-86. doi: 10.1080/09593330.2014.952345. Epub 2014 Aug 28 PMID: 25518987 [PubMed - in process].

2015 Evaluation of the effectiveness of a hyperoxidized oil-based medication in the treatment of skin lesions: observational study. Cassino R, Ippolito AM, Cuffaro P, Corsi A, Forma O. Minerva Chir. 2015 Feb;70(1):23-31. PMID: 25650650 [PubMed - in process].

2015 Disinfection of herbal spa pool using combined chlorine dioxide and sodium hypochlorite treatment. Hsu

CS, Huang DJ. Environ Monit Assess. 2015 Feb;187(2):4242. doi: 10.1007/s10661-014-4242-3. Epub 2015 Jan 30. PMID: 25632897 [PubMed - in process].

2015 Resin penetration in artificial enamel carious lesions after using sodium hypochlorite as a deproteinization agent. Gómez S, Bravo P, Morales R, Romero A, Oyarzún A. J Clin Pediatr Dent. 2014 Fall;39(1):51-6. PMID: 25631727 [PubMed - in process].

2015 Antimicrobial and cytotoxic activity of Ferula gummosa plant essential oil compared to NaOCl and CHX: a preliminary in vitro study. Abbaszadegan A, Gholami A, Mirhadi H, Saliminasab M, Kazemi A, Moein MR. Restor Dent Endod. 2015 Feb;40(1):50-7. doi: 10.5395/rde.2015.40.1.50. Epub 2014 Dec 26. PMID: 25671213 [PubMed].

2015 Combined effect of a mixture of tetracycline, acid, and detergent, and Nisin against Enterococcus faecalis and Actinomyces viscosus biofilms. Balto HA, Shakoor ZA, Kanfar MA. Saudi Med J. 2015 Feb;36(2):211-215. doi: 10.15537/smj.2015.2.9947.PMID: 25719587 [PubMed - as supplied by publisher].

2015 Taming Chlorine Azide: Access to 1,2-Azidochlorides from Alkenes. Valiulin RA, Mamidyala S, Finn MG. J Org Chem. 2015 Feb 26. [Epub ahead of print] PMID: 25719396 [PubMed - as supplied by publisher].

2015 Antibacterial and dissolution ability of sodium hypochlorite in different pHs on multi-species biofilms. Del Carpio-Perochena A, Bramante CM, de Andrade FB, Maliza AG, Cavenago BC, Marciano MA, Amoroso-Silva P, Duarte MH. Clin Oral Investig. 2015 Feb 26. [Epub ahead of print] PMID: 25715919 [PubMed - as supplied by publisher].

2015 Phylogenetic analysis of endophytic bacterial isolates from leaves of the medicinal plant Trichilia elegans

A. Juss. (Meliaceae). Rhoden SA, Garcia A, Santos E Silva MC, Azevedo JL, Pamphile JA. Genet Mol Res. 2015 Feb 20;14(1):1515-25. doi: 10.4238/2015.February.20.7. PMID: 25730091 [PubMed - in process].

2015 Kennel Disinfectants for Microsporum canis and Trichophyton sp. Moriello KA. Vet Med Int. 2015; 2015:853937. doi: 10.1155/2015/853937. Epub 2015 Feb 11. PMID: 25763290 [PubMed].

2015 Significant Differences Characterise the Correlation Coefficients between Biocide and Antibiotic Susceptibility Profiles in Staphylococcus aureus. Oggioni MR, Coelho JR, Furi L, Knight DR, Viti C, Orefici G, Martinez JL, Freitas AT, Coque TM, Morrissey I.Curr Pharm Des. 2015 Mar 9. [Epub ahead of print] PMID: 25760337 [PubMed - as supplied by publisher].

2015 Influence of cariogenic challenge on bond strength stability of dentin. Montagner AF, Pereira-Cenci T, Cenci MS. Braz Dent J. 2015 Mar-Apr;26(2):128-34. doi: 10.1590/0103-6440201300348. Epub 2015 Apr 1. PMID: 25831102.

2015 Evaluation of Household Bleach as an Ovicide for the Control of Aedes aegypti. Mackay AJ, Amador M, Felix G, Acevedo V, Barrera R. J Am Mosq Control Assoc. 2015 Mar;31(1):77-84. doi: 10.2987/14-6427R.1. PMID: 25843179.

2015 In vitro evaluation of six chemical agents on smooth Brucella melitensis strain. Wang Z, Bie P, Cheng J, Wu Q, Lu L. Ann Clin Microbiol Antimicrob. 2015 Mar 21;14(1):16. doi: 10.1186/s12941-015-0077-1.PMID: 25857255.

2015 Evaluating environmental persistence and disinfection of the ebola virus makona variant. Cook BW, Cutts

TA, Nikiforuk AM, Poliquin PG, Court DA, Strong JE, Theriault SS. Viruses. 2015 Apr 14;7(4):1975-86. doi: 10.3390/v7041975. PMID: 25875372.

2015 Inhibitory effects of antiseptic mouthrinses on Streptococcus mutans, Streptococcus sanguinis and Lactobacillus acidophilus. Evans A, Leishman SJ, Walsh LJ, Seow WK. Aust Dent J. 2015 May 19. doi: 10.1111/ adj.12312. [Epub ahead of print] PMID: 25989101.

2015 Partial and total C-6 oxidation of gelling carra- geenans. Modulation of the antiviral activity with the anionic character. Cosenza VA, Navarro DA, Pujol CA, Damonte EB, Stortz CA. Carbohydr Polym. 2015 Sep 5;128:199-206. doi: 10.1016/j.carbpol.2015.04.030. Epub 2015 Apr 23. PMID: 26005156.

2015 Inactivation dynamics of Salmonella enterica, Li- steria monocytogenes, and Escherichia coli O157:H7 in wash water during simulated chlorine depletion and replenishment processes. Zhou B, Luo Y, Nou X, Lyu S, Wang Q. Food Microbiol. 2015 Sep;50:88-96. doi: 10.1016/j.fm.2015.03.004. Epub 2015 Apr 2.PMID: 25998820.

2015 Emerging nitrogenous disinfection byproducts: Transformation of the antidiabetic drug metformin during chlorine disinfection of water. Armbruster D, Happel O, Scheurer M, Harms K, Schmidt TC, Brauch HJ. Water Res. 2015 Apr 27;79:104-118. doi: 10.1016/j. watres.2015.04.020. [Epub ahead of print] PMID: 25973582.

2015 Raman spectroscopic characterisation of resin-in- filtrated hypomineralised enamel. Natarajan AK, Fraser SJ, Swain MV, Drummond BK, Gordon KC. Anal Bioa- nal Chem. 2015 May 13. [Epub ahead of print] PMID: 25967150.

2015 Expert Recommendations for the Use of Hypochlorous Solution: Science and Clinical Application. Armstrong DG, Bohn G, Glat P, Kavros SJ, Kirsner R, Snyder R, Tettelbach W.Ostomy Wound Manage. 2015 May;61(5):S2-S19. PMID: 28692424.

2015 Eradication of MRSA skull base osteitis by combined treatment with antibiotics and sinonasal irrigation with sodium hypochlorite. Küster I, Kramer A, Bremert T, Langner S, Hosemann W, Beule AG. Eur Arch Otorhinolaryngol. 2015 Jul 31. [Epub ahead of print] No abstract available. PMID: 26227617.

2015 Efficacy of sodium hypochlorite (bleach) baths to reduce Staphylococcus aureus colonization in childhood onset moderate-to-severe eczema: A randomized, placebo-controlled cross-over trial. Hon KL, Tsang YC, Lee VW, Pong NH, Ha G, Lee ST, Chow CM, Leung TF. J Dermatolog Treat. 2015 Aug 13:1-7. [Epub ahead of print] PMID: 2627046.

2015 Microwave disinfection of maxillary and mandibular denture bases contaminated with Candida Albican. Bamigboye SA, Dosumu OO, Ajayi DM. Afr J Med Med Sci. 2015 Sep;44(3):221-8. PMID: 27280234.

2015 Regenerative Endodontic Treatment as a Retreatment Option for a Tooth with Open Apex - A Case Report. Miltiadous ME, Floratos SG. Braz Dent J. 2015 Oct; 26(5):552-6. doi: 10.1590/0103-644020130218. PMID: 26647945.

2015 Use of sodium hypochlorite for skin antisepsis before inserting a peri-pheral venous catheter: a pilot study. Forni C, Sabattini T, D'Alessandro F, Fiorani A, Gamberini S, Maso A, Cur-ci R, Zanotti E, Chiari P. Biol Res Nurs. 2015 May;17(3):330-3. doi: 10.1177/1099800414545509. Epub 2014 Sep 16. PMID: 25230748.

2015 Sodium hypochlorite (dilute chlorine bleach) oral rinse in patient self-care. Rich SK, Slots J. J West Soc Periodontol Periodontal Abstr. 2015;63(4):99-104. Review. PMID: 26856131.

2016 Gold KM and Hitchins VM, Cleaning assessment of disinfectant cleaning wipes on an external surface of a medical device contaminated with artificial blood or Streptococcus pneumoniae, Am J Infect Control (2013), 10.1016/j.ajic.2013.01.029.

2016 Control of microbiological corrosion on carbon steel with sodium hypochlorite and biopolymer. Oliveira SH, Lima MA, França FP, Vieira MR, Silva P, Urtiga Filho SL. Int J Biol Macromol. 2016 Jul;88:27-35. doi: 10.1016/j.ijbiomac.2016.03.033. Epub 2016 Mar 17. PMID: 26997238.

2016 Decolonization in Prevention of Health Care-Associated Infections. Septimus EJ, Schweizer ML. Clin Microbiol Rev. 2016 Apr;29(2):201-22. doi: 10.1128/CMR.00049-15. Review. PMID: 26817630.

2016 Survey of Philippine coffee beans for the presence of ochratoxigenic fungi. Alvindia DG, de Guzman MF. Mycotoxin Res. 2016 Jan 27. [Epub ahead of print]. PMID: 26814977.

2016 Flow-through Instillation of Hypochlorous Acid in the Treatment of Necrotizing Fasciitis. Crew JR, Thibodeaux KT, Speyrer MS, Gauto AR, Shiau T, Pang L, Bley K, Debabov D. Wounds. 2016 Feb;28(2):40-7. PMID: 26891136 Similar articles.

2016 Exposure to low UVA doses increases KatA and KatB catalase activities and confers cross-protection against subsequent oxidative injuries in Pseudomonas aeruginosa. Pezzoni M, Tribelli PM, Pizarro RA, López NI, Costa

CS. Microbiology. 2016 Mar 3. doi: 10.1099/mic.0.000268. [Epub ahead of print] PMID: 26940049.

2016 Technology Selection for Infectious Medical Waste Treatment Using the Analytic Hierarchy Process. Voudrias EA. J Air Waste Manag Assoc. 2016 Mar 10. [Epub ahead of print] PMID: 26962884.

2016 Vestn Khir Im I I Grek. 2000;159(2):44-7. [Sodium hypochlorite in the treatment of the suppurative-septic complications in patients with strangulated hernias]. Article in Russian] Avakimian VA, Petrosian EA, Didigov MT. PMID: 10890068 [PubMed - indexed for MEDLINE].

2016 Environmental Contamination and Persistence of Ebola Virus RNA in an Ebola Treatment Center. Poliquin PG, Vogt F, Kasztura M, Leung A, Deschambault Y, Van den Bergh R, Dorion C, Maes P, Kamara A, Kobinger G, Sprecher A, Strong JE. J Infect Dis. 2016 Jun 30. pii: jiw198. [Epub ahead of print] PMID: 27365495.

2016 [Caustics injuries in the upper gastrointestinal tract: clinical and endoscopic features]. Rodríguez Vargas BO, Monge Salgado E, Montes Teves P, Salazar Ventura S, Guzmán Calderón E. Rev Gastroenterol Peru. 2016 Apr-Jun;36(2):135-42. Spanish. PMID: 27409090.

2016 Viral Contamination Source in Clinical Microbiology Laboratory. Wang XL, Song J, Song QQ, Yu J, Luo XN, Wu GZ, Han J. Biomed Environ Sci. 2016 Aug;29(8):609-611. PMID: 27660227.

2016 Effectiveness of Washing Procedures in Reducing Salmonella enterica and Listeria monocytogenes on a Raw Leafy Green Vegetable (Eruca vesicaria). Pezzuto A, Belluco S, Losasso C, Patuzzi I, Bordin P, Piovesana A, Comin D, Mioni R, Ricci A. Front Microbiol. 2016 Oct 20;7:1663. PMID: 27812356.

2016 Select item 27796829Evaluation of disinfectants for elimination of fungal contamination of patient beds in a reference hospital in Piauí, Brazil. da Silva Aquino I, Porto JC, da Silva JL, Morais KF, Coelho FA, de Sousa Lopes T, Ribeiro IP, Noleto IS, do Amparo Salmito M, Mobin M. Environ Monit Assess. 2016 Nov;188(11):644. PMID: 2779682928151960 Select item 28146555.

2016 In-vitro activity of sodium-hypochlorite gel on bacteria associated with periodontitis. Jurczyk K, Nietzsche S, Ender C, Sculean A, Eick S. Clin Oral Investig. 2016 Nov; 20 (8): 2165-2173. Epub 12 gen 2016. PMID: 26759339.

2017 Comparison between Flow Cytometry and Traditional Culture Methods for Efficacy Assessment of Six Disinfectant Agents against Nosocomial Bacterial Species. Massicotte R, Mafu AA, Ahmad D, Deshaies F, Pichette G, Belhumeur P.Front Microbiol. 2017 Feb 3;8:112. doi: 10.3389/fmicb.2017.00112. PMID: 28217115.

2017 Confocal laser scanning, scanning electron, and transmission electron microscopy investigation of Enterococcus faecalis biofilm degradation using passive and active sodium hypochlorite irrigation within a simulated root canal model. Mohmmed SA, Vianna ME, Penny MR, Hilton ST, Mordan N, Knowles JC. Microbiologyopen. 2017 Feb 28. doi: 10.1002/mbo3.455. [Epub ahead of print] PMID: 28244230

2017 Antibacterial and anti-biofilm effects of sodium hypochlorite against Staphylococcus aureus isolates derived from patients with atopic dermatitis. Eriksson S, van der Plas MJ, Mörgelin M, Sonesson A. Br J Dermatol. 2017 Feb 26. doi: 10.1111/bjd.15410. [Epub ahead of print] PMID: 28238217.

2017 Effect of sub-inhibitory concentrations of biocides on the architecture and viability of MRSA biofilms.

Buzón-Durán L, Alonso-Calleja C, Riesco-Peláez F, Capita R. Food Microbiol. 2017 Aug;65:294-301. doi: 10.1016/j.fm.2017.01.003. Epub 2017 Jan 11. PMID: 28400016 Select item 28516285 2.

2017 Intracellular morphological changes in Staphylococcus aureus induced by treatment with sodium hypochlorite. Ujimine S, Tone S, Saito M, Yamada S. Med Mol Morphol. 2017 May 17. doi: 10.1007/s00795-017-0159-6. [Epub ahead of print] PMID: 28516285.

2017 Antiseptics for burns. Norman G, Christie J, Liu Z, Westby MJ, Jefferies JM, Hudson T, Edwards J, Mohapatra DP, Hassan IA, Dumville JC. Cochrane Database Syst Rev. 2017 Jul 12;7:CD011821. doi: 10.1002/14651858. CD011821.pub2. [Epub ahead of print] Review.PMID: 28700086.

2017 Lifting the biofilm lid on the antibacterial and anti-biofilm effects of sodium hypochlorite against Staphylococcus aureus in atopic dermatitis. Harris V, Smith SD. Br J Dermatol. 2017 Aug;177(2):347-348. doi: 10.1111/bjd.15692. No abstract available. PMID: 28833013.

2017 Pesticide residue removal in classic domestic processing of tomato and its effects on product quality. Rodrigues AAZ, De Queiroz MELR, De Oliveira AF, Neves AA, Heleno FF, Zambolim L, Freitas JF, Morais EHC. J Environ Sci Health B. 2017 Sep 28:1-8. doi: 10.1080/03601234.2017.1359049. [Epub ahead of print] PMID: 28956709.

2017 Estimates of genetics and phenotypics parameters for the yield and quality of soybean seeds. Zambiazzi EV, Bruzi AT, Guilherme SR, Pereira DR, Lima JG, Zuffo AM, Ribeiro FO, Mendes AES, Godinho SHM, Carvalho MLM. Genet Mol Res. 2017 Sep 27;16(3). doi: 10.4238/gmr16039801. PMID: 28973778.

2017 Skin antisepsis with 0.05% sodium hypochlorite before central venous catheter insertion in neonates: A 2-year single-center experience. Ciccia M, Chakrokh R, Molinazzi D, Zanni A, Farruggia P, Sandri F. Am J Infect Control. 2017 Sep 26. pii: S0196-6553(17)30959-8. doi: 10.1016/j.ajic.2017.08.012. [Epub ahead of print] PMID: 28967509.

2017 Understanding the antimicrobial activity of selected disinfectants against methicillin-resistant Staphylococcus aureus (MRSA). Aboualizadeh E, Bumah VV, Masson-Meyers DS, Eells JT, Hirschmugl CJ, Enwemeka CS. PLoS One. 2017 Oct 16;12(10):e0186375. doi: 10.1371/journal.pone.0186375. eCollection 2017.

2018 Antibacterial Activities of Hibiscus sabdariffa Extracts and Chemical Sanitizers Directly on Green Leaves Contaminated with Foodborne Pathogens. Gómez-Aldapa CA, Rangel-Vargas E, Torres-Vitela MR, Villarruel-López A, Acevedo-Sandoval OA, Gordillo-Martínez AJ, Godínez-Oviedo A, Castro-Rosas J. J Food Prot. 2018 Jan 10:209-217. doi: 10.4315/0362-028X.JFP-17-053. [Epub ahead of print] PMID: 29320233.

2018 Sodium hypochlorite penetration into dentinal tubules after manual dynamic agitation and ultrasonic activation: a histochemical evaluation. Generali L, Campolongo E, Consolo U, Bertoldi C, Giardino L, Cavani F. Odontology. 2018 Mar 28. doi: 10.1007/s10266-018-0355-4. [Epub ahead of print] PMID: 2959482 Select item 295948032.

2018 Water-soluble MoS2 quantum dots are a viable fluorescent probe for hypochlorite.Wang Y, Zhang P, Lu Q, Wang Y, Fu W, Tan Q, Luo W. Mikrochim Acta. 2018 Mar 19;185(4):233. doi: 10.1007/s00604-018-2768-8. PMID: 29594803.

2018 Synergistic effect of X-ray irradiation and sodium hypochlorite against Salmonella enterica serovar Typhimurium biofilms on quail eggshells. Jung SJ, Park SY, Ha SD. Food Res Int. 2018 May;107:496-502. doi: 10.1016/j.foodres.2018.02.063. Epub 2018 Feb 27. PMID: 29580512.

2018 Strain, disinfectant, concentration, and contact time quantitatively impact disinfectant efficacy. West AM, Teska PJ, Lineback CB, Oliver HF. Antimicrob Resist Infect Control. 2018 Apr 3;7:49. doi: 10.1186/s13756-018-0340-2. eCollection 2018. Select item 29633752.

2018 Hypochlorite accident during wndodontic therapy with nerve damage - A case report. Perotti S, Bin P, Cecchi R. Acta Biomed. 2018 Mar 27;89(1):104-108. doi: 10.23750/abm.v89i1.6067. PMID: 29633756 Similar articlesSelect item 29630636.

2018 Adhesion performance of a universal adhesive in the root canal: Effect of etch-and-rinse vs. self-etch mode. Shafiei F, Mohammadparast P, Jowkar Z. PLoS One. 2018 Apr 9;13(4):e0195367. doi: 10.1371/journal.pone.0195367. eCollection 2018. PMID: 29630636 Select item 29629331.

2018 Comparative evaluation of dimensional stability of impression materials from developing countries and developed countries after disinfection with different immersion disinfectant systems and ultraviolet chamber. Samra RK, Bhide SV. Saudi Dent J. 2018 Apr;30(2):125-141. doi: 10.1016/j.sdentj.2017.11.005. Epub 2017 Dec 13. PMID: 29628736 Select item 29624480.

2018 Comparison and analysis of several wet scrubbing solutions to remove methyl mercaptan. Zhou J, Jiang YH, Li WH, Liu XY. J Environ Sci Health A Tox Hazard Subst Environ Eng. 2018 Apr 6:1-6. doi: 10.1080/10934529.2018.1455340. [Epub ahead of print] PMID: 29624480 Select item 29620488.

2018 Evaluation of Surface Quality of Silicone Impression Materials after Disinfection with Ozone Water: An In vitro Study. Abinaya K, Muthu Kumar B, Ahila SC., Contemp Clin Dent. 2018 Jan-Mar;9(1):60-64. doi: 10.4103/ccd.ccd_747_17. PMID: 29599586 Select item 29594826.

2018 Sodium hypochlorite penetration into dentinal tubules after manual dynamic agitation and ultrasonic activation: a histochemical evaluation. Generali L, Campolongo E, Consolo U, Bertoldi C, Giardino L, Cavani F. Odontology. 2018 Mar 28. doi: 10.1007/s10266-018-0355-4. [Epub ahead of print] PMID: 29594826 Select item 29594803.

2018 Water-soluble MoS_2 quantum dots are a viable fluorescent probe for hypochlorite. Wang Y, Zhang P, Lu Q, Wang Y, Fu W, Tan Q, Luo W. Mikrochim Acta. 2018 Mar 19;185(4):233. doi: 10.1007/s00604-018-2768-8. PMID: 29594803 Select item 29580512.

2018 Synergistic effect of X-ray irradiation and sodium hypochlorite against Salmonella enterica serovar Typhimurium biofilms on quail eggshells. Jung SJ, Park SY, Ha SD. Food Res Int. 2018 May;107:496-502. doi: 10.1016/j.foodres.2018.02.063. Epub 2018 Feb 27. PMID: 29580512 Select item 29576777 Select item 29576775.

2018 A comparative evaluation of Morinda citrifolia, green tea polyphenols, and Triphala with 5% sodium hypochlorite as an endodontic irrigant against Enterococcus faecalis: An in vitro study. Divia AR, Nair MG, Varughese JM, Kurien S. Dent Res J (Isfahan). 2018 Mar-Apr;15(2):117-122. PMID: 29576775 Select item 29571954 14.

2018 Antimicrobial efficacy of an apical negative pressure root canal irrigation system against intracanal microorganisms. Zeng C, Meghil MM, Miller M, Gou Y, Cutler

CW, Bergeron BE, Niu L, Ma J, Tay FR. J Dent. 2018 Mar 20. pii: S0300-5712(18)30060-5. doi: 10.1016/j. jdent.2018.03.008. [Epub ahead of print] PMID: 29571954 Select item 29561949.

2018 Can intra-radicular cleaning protocols increase the retention of fiberglass posts? A systematic review. Oliveira LV, Maia TS, Zancopé K, Menezes MS, Soares CJ, Moura CCG. Braz Oral Res. 2018 Mar 15;32:e16. doi: 10.1590/1807-3107 bor-2018.vol32.0016. PMID: 29561949.

2018 The evaluation of E. faecalis colonies dissolution ability of sodium hypochlorite in microenvironment by a novel device. Sun X, Li S, Wang S, Luo C, Hou B. Bio-med Microdevices. 2018 Apr 12;20(2):36. doi: 10.1007/s10544-018-0279-3. PMID: 29651562.

2018 Antibacterial activity of fig leaf (Ficus carica Linn.) extract against Enterococcus faecalis and its cytotoxicity effects on fibroblast cells. Nirwana I, Rianti D, Soekartono RH, Listyorini RD, Basuki DP.Vet World. 2018 Mar;11(3):342-347. doi: 10.14202/vetworld.2018.342-347. Epub 2018 Mar 20. PMID: 29657427.

2018 Susceptibility patterns and the role of extracellular DNA in Staphylococcus epidermidis biofilm resistance to physico-chemical stress exposure. Olwal CO, Ang'ienda PO, Onyango DM, Ochiel DO. BMC Microbiol. 2018 May 2;18(1):40. doi: 10.1186/s12866-018-1183-y. PMID: 29720089.

2018 Formation of trihalomethanes in swimming pool waters using sodium dichloroisocyanurate as an alternative disinfectant. Mao Y, Zhang L, Dong H. Water Sci Technol. 2018 Nov;78(8):1633-1641. doi: 10.2166/wst.2018.439. PMID: 30500787 Select item 304528716.

2018 The Arterial Anatomy of the Lateral Ligament Complex of the Ankle: A Cadaveric Study. Gosselin MM, Haynes JA, McCormick JJ, Johnson JE, Klein SE. Am J Sports Med. 2018 Nov 19:363546518808060. doi: 10.1177/0363546518808060. [Epub ahead of print] PMID: 30452871 Select item 304494537.

2018 Evaluation of disinfectants and wiping substrates combinations to inactivate Staphylococcus aureus on Formica coupons. Brown E, Dhanireddy K, Waldron C, Teska P, Eifert J, Boyer R. Am J Infect Control. 2018 Nov 15. pii: S0196-6553(18)30940-4. doi: 10.1016/j. ajic.2018.09.011. [Epub ahead of print] PMID: 30449453 Select item 304452829.

2018 Effect of post-harvest interventions on surficial carrot bacterial community dynamics, pathogen survival, and antibiotic resistance. Dharmarha V, Pulido N, Boyer RR, Pruden A, Strawn LK, Ponder MA. Int J Food Microbiol. 2018 Nov 10;291:25-34. doi: 10.1016/j.ijfoodmicro.2018.11.006. [Epub ahead of print] PMID: 30445282.

2018 Clinical and microbiological properties of Staphylococcus lugdunensis skin infections. Zaaroura H, Geffen Y, Bergman R, Avitan-Hersh E. J Dermatol. 2018 Aug;45(8):994-999. doi: 10.1111/1346-8138.14496. Epub 2018 Jun 13. PMID: 29897142 Select item 300086538.

2018 Folliculitis decalvans and orofacial granulomatosis. Męcińska-Jundziłł K, Białecka A, Adamska U, Kupś-Chmara G, Grzanka A, Czajkowski R. Postepy Dermatol Alergol. 2018 Jun;35(3):317-319. doi: 10.5114/ pdia.2017.70261. Epub 2018 Jun 18. No abstract available. PMID: 30008653 Select item 298971429.

2018 Clinical and microbiological properties of Staphylococcus lugdunensis skin infections. Zaaroura H, Geffen Y, Bergman R, Avitan-Hersh E. J Dermatol. 2018

Aug;45(8):994-999. doi: 10.1111/1346-8138.14496. Epub 2018 Jun 13. PMID: 29897142 Select item 2986446510.

2018 Adipose tissue transplant in recurrent folliculitis decalvans. Tedesco M. Int J Immunopathol Pharmacol. 2018 Mar-Dec; 32:2058738418814688. doi: 10.1177/2058738418814688. PMID: 30482066 Select item 304109112.

2018 Epidermolysis Bullosa Pruriginosa Associated with Folliculitis Decalvans: Case Report and Review of the Literature. Rivitti-Machado MC, Toma JT, Pompeu VMA, Valente NYS, Doche I. Skin Appendage Disord. 2018 Oct;4(4):339-341. doi: 10.1159/000485521. Epub 2017 Dec 22. No abstract available. PMID: 30410911 Select item 303860783.

2018 Linear Circumscribed Scleroderma-Like Folliculitis Decalvans: Yet Another Face of a Protean Condition. Rezende HD, Dias MFRG, Kempf W, Treüb RM.Int J Trichology. 2018 Jul-Aug;10(4):175-179. doi: 10.4103/ijt. ijt_9_18. PMID: 30386078 Select item 302296384.

2018 Clinical and trichoscopic correlation of primary neutrophilic scarring alo-pecia: folliculitis decalvans and dissecting cellulitis. M, Pranteda G, Caro G, D'arino A, Fortuna MC.G Ital Dermatol Venereol. 2018 Sep 18. doi: 10.23736/S0392-0488.18.06027-3. No abstract available. PMID: 30229638.

2018 In vitro virucidal activity of sodium hypochlorite against canine parvovi-rus type 2. Cavalli A, Marina-ro M, Desario C, Corrente M, Camero M, Buonavoglia C. Epidemiol Infect. 2018 Nov;146(15):2010-2013. doi: 10.1017/S0950268818002431. PMID: 30178730.

2018 Efficacy of sodium hypochlorite against multidrug-resistant Gram-negative bacteria. Köhler AT, Rodloff AC,

Labahn M, Reinhardt M, Truyen U, Speck S. J Hosp Infect. 2018 Nov;100(3):e40-e46. doi: 10.1016/j.jhin.2018.07.017. PMID: 30026008.

2019 Effectiveness of low concentration of sodium hypochlorite activated by Er,Cr:YSGG laser against Enterococcus faecalis biofilm. Betancourt P, Merlos A, Sierra JM, Camps-Font O, Arnabat-Dominguez J, Viñas M. Lasers Med Sci . 2019 Mar; 34 (2): 247-254. doi: 10.1007 / s10103-018-2578-6. PMID: 29980946.

2019 Antibiotic ResistanceCan Be Enhanced in Gram-Positive Species by Some Biocidal Agents Used for Disinfection. Kampf G. Antibiotics (Basel). 2019 Feb 1;8(1). pii: E13. doi: 10.3390/antibiotics8010013. PMID: 30717270.

2019 Eradication of MRSA skull base osteitis by combined treatment with anti-biotics and sinonasal irrigation with sodium hypochlorite. Küster I, Kramer A, Bremert T, Langner S, Hosemann W, Beule AG. Eur Arch Otorhinolaryngol. 2016 Jul;273(7):1951-6. doi: 10.1007/s00405-015-3739-x. No abstract available. PMID: 26227617.

2019 An in vitro study to determine the minimal bactericidal concentration of sodium hypochlorite (bleach) required to inhibit meticillin-resistant Staphylococcus pseudintermedius strains isolated from canine skin. Pariser M, Gard S, Gram D, Schmeitzel L. Vet Dermatol. PMID: 24118401.

2019 Treatment of Staphylococcus aureus colonization in atopic der-matitis decreases disease severity.Huang JT, Abrams M, Tlougan B, Rademaker A, Paller AS. Pediatrics. PMID: 19403473.

2019 Hypochlorite killing of community-associated methicillin-resistant Staphylococcus aureus. Fisher RG, Chain RL, Hair PS, Cunnion KM. Pediatr Infect Dis J. PMID: 18756186.

2019 Antimicrobial action of sodium hypochlorite and castor oil solutions for denture cleaning - in vitro evaluation. Salles MM, Oliveira Vde C, Souza RF, Silva CH, Paranhos Hde F. Braz Oral Res. doi: 10.1590/1807-3107BOR-2015.vol29.0104. PMID: 26313346.

2019 Antifungal activity of 4% chlorhexidine and 2% sodium hypochlorite against Candida albicans biofilms. Gama MC, de Oliveira DG, da Silva PM, Ordinola-Zapata R, Duarte MH, Porto VC. PMID: 26325641.

2018 Disinfectant Efficacy of 0.525% Sodium Hypochlorite and Epimax on Al-ginate Impression Material. Choudhury GK, Chitumalla R, Manual L, Rajalbandi SK, Chauhan MS, Ta-lukdar P. J Contemp Dent Pract. 2018 Jan 1;19(1):113-116. PMID: 29358546.

I libri

1877 *Nature - Vol. 16-70*, Sir Norman Lockyer.

1931 *Technical Bulletin*, Edition Paper n° 916-925.

1951 *Standard Specification for Sodium Hypochlorite*, Editore South African Bureau of Standards.

1952 *Oxidation of Periodate Lignin with Sodium Hypochlorite at PH12*, Cyril James Brounstein.

1955 *East European Accessions List*, Vol. 4, Part 2 - Pagina 198, Library of Congress. Processing Department.

1969 *A Study of the Characteristics of Sodium Hypochlorite*, Robert E. Sheriff.

1969 *Methods of Test for Sodium Hypochlorite Solution: metric Units, Michigan*, T. Michelin, C.Burton.

1978 *Calcium and Sodium Hypochlorite for Pepper Seed Treatment, Agricultural Experiment Stations*, Univ. of Georgia.

1979 *The effect of bleaching with sodium hypochlorite on dye-bleeding and staining in the laundry*, Margaret Eiland, Black Cornell University.

1981 *Bleaching at Cold Temperatures with Sodium Hypo-chlorite*, LoErna Charlene Koch Palmer.

1988 *Drug addicts: stop AIDS! clean your works!* Multicultural AIDS Needle Users Project; San Francisco (Calif) Department of Public Health. [San Francisco]: Multicultural AIDS Needle Users Project.

1990 *Guia de metodos eficaces de esterilizacion y desinfeccion contra el virus de la inmunodeficiencia humana (VIH). Segunda edicion.* World Health Organization. 2nd ed. Geneva, Switzerland, WHO.

1992 *Determining the Percent Sodium Hypochlorite in Commercial Bleaching Solutions,* Enno Wolthuis Chemical Education Resources, Incorporated.

1995 *Webvision: The Organization of the Retina and Visual System [Internet].* R, editors. Salt Lake City (UT): University of Utah Health Sciences Center.

1996 *Medical Microbiology.* 4th edition. Baron S, editor. Galveston (TX): University of Texas Medical Branch at Galveston.

1997 *C. elegans II.* 2nd edition. Riddle DL, Blumenthal T, Meyer BJ, et al., editors. Cold Spring Harbor (NY): Cold Spring Harbor Laboratory Press.

2002 *National Security & Homeland Defense: Challenges for the Chemical Sciences in the 21st Century.* National Research Council (US) Committee on Challenges for the Chemical Sciences in the 21st Century. Washington (DC): National Academies Press (US).

2002 *Conversion to On-Site Sodium Hypochlorite Generation: Water and Wastewater Applications,* Leonard Casson, Jim Bess, Taylor & Francis Inc.

2002 *Oxychem Sodium Hypochlorite,* Handbook (USA), E.Mark & R.Stumper.

2002 *Conversion to On-Site Sodium Hypochlorite Generation: Water and Wastewater Applications,* Reference.

2003 *Sodium Hypochlorite-resin Modified Glass Ionomer Vital Pulpotomy in Primary Teeth Papimon Chompuinwai,* University of Alabama at Birmingham, School of Dentistry.

2003 *Occupational Health and Safety in the Care and Use of Nonhuman Primates.* National Research Council (US) Committee on Occupational Health and Safety in the Care and Use of Nonhuman Primates. Washington (DC): National Academies Press (US).

2003 *Holland-Frei Cancer Medicine.* 6th edition. Kufe DW, Pollock RE, Weichselbaum RR, et al., editors. Hamilton (ON): BC Decker.

2005 *Reptile Medicine and Surgery,* Stephen J. Divers, Douglas R. Mader.

2005 *WormBook: The Online Review of C. elegans Biology [Internet].* Pasadena (CA): WormBook.

2005 *The Management of Pressure Ulcers in Primary and Secondary Care: A Clinical Practice Guideline [Internet].* Royal College of Nursing (UK). London: Royal College of Nursing (UK); 2005 Sep 22. (NICE Clinical Guidelines, No. 29).

2006 *On-Site Sodium Hypochlorite Generation,* New York biological laboratory.

2007 *Disinfection by sodium hypochlorite: dialysis applications.* Mishkin, Gary J.Ronco Basel New York: Karger.

2007 *Pharmacology and Medicines Management for Nurses*, G. Downie, J. Mackenzie, A.Williams, C. Milne, R. Bedi.

2007 *Neonatal Dermatology*, Lawrence F. Eichenfield, Ilona J. Frieden, E. Mathes, A. Zaenglein, N. B. Esterly.

2008 *Intravenous Medications - A Handbook for Nurses*, Betty L. Gahart, Adrienne R. Nazareno.

2008 *Surgical Site Infection: Prevention and Treatment of Surgical Site Infection*. National Collaborating Centre for Women's and Children's Health (UK). London: RCOG Press; Oct. (NICE Clinical Guidelines, No. 74).

2009 *Global Issues in Water, Sanitation, and Health: Workshop Summary*. Institute of Medicine (US) Forum on Microbial Threats. Washington (DC): National Academies Press (US).

2009 *Cancer Management in Small Animal Practice*, Carolyn J. Henry, Mary Lynn Higginbotham.

2009 *Human-Animal Medicine - Clinical Approaches*, Peter M. Rabinowitz, Lisa A. Conti.

2009 *Consultations in Feline Internal Medicine*, (Volume 6), John R. August.

2010 *Clinical Veterinary Advisor - The Horse*, David Wilson.

2010 *Equine Dermatology*, Danny W. Scott, William H. Miller.

2010 *Drug Class Review: Atypical Antipsychotic Drugs: Final Update 3 Report [Internet]*. McDonagh M, Peterson K, Carson S, et al. Portland (OR): Oregon Health & Science University; Jul.

2010 *Donor Breast Milk Banks: The Operation of Donor Milk Bank Services.* Centre for Clinical Practice at NICE (UK). London: National Institute for Health and Clinical Excellence (UK); Feb. (NICE Clinical Guidelines, No. 93).

2010 *Harty's Endodontics in Clinical Practice,* B. S. Chong.

2010 *Pharmacology and Therapeutics for Dentistry,* John A. Yagiela, Frank J. Dowd, Bart Johnson, Angelo Mariotti, Enid A. Neidle.

2011 *Effect of Sodium Hypochlorite and Tooth Mousse[TM] on Hypomineralised Enamel in Molar Incisor,* Anuj Batra University of Otago.

2011 *Small Animal Clinical Pharmacology and Therapeutics,* Dawn Merton Boothe.

2011 *Advanced Operative Dentistry - A Practical Approach,* David Ricketts, David W. Bartlett.

2011 *TRP Channels.* Zhu MX, editor. Boca Raton (FL): CRC Press.

2011 *That is the wonders of sodium hypochlorite. Le meraviglie dell'Ipoclorito.* Ruffini Gilberto, 180 pages, Italian language library "Universo" MB editons Roma.

2011 *Fungal Diseases: An Emerging Threat to Human, Animal, and Plant Health: Workshop Summary.* Institute of Medicine (US) Forum on Microbial Threats. Washington (DC): National Academies Press (US).

2011 *Effectiveness of Early Diagnosis, Prevention, and Treatment of Clostridium difficile Infection [Internet].* Butler M., Bliss D., Drekonja D. et al., Rockville (MD): Agency for Healthcare Research and Quality (US); 2011 Dec. (Comparative Effectiveness Reviews, No. 31).

2012 *Clinical Dermatology, An Issue of Veterinary Clinics: Small Animal Practice,* Daniel O. Morris, Robert A. Kennis.

2012 *Safe Abortion: Technical and Policy Guidance for Health Systems.* 2 edition. Geneva: World Health Organization.

2012 *Veterinary Dentistry: A Team Approach,* Steven E. Holmstrom.

2012 *Urinary Incontinence in Neurological Disease: Management of Lower Urinary Tract Dysfunction in Neurological Disease.* National Clinical Guideline Centre (UK). London: Royal College of Physicians (UK); 2012 Aug. (NICE Clinical Guidelines, No. 148).

2012 *Closing the Quality Gap: Revisiting the State of the Science (Vol. 6: Prevention of Healthcare-Associated Infections).* Mauger Rothenberg B, Marbella A, Pines E, et al. Rockville (MD): Agency for Healthcare Research and Quality (US); Nov. (Evidence Reports/Technology Assessments, No. 208.6).

2012 *Sodium Hypochlorite Chemical Production,* Intratec Solutions.

2012 *Year Book of Surgery,* Edward M. Copeland.

2013 *Technology Economics: Sodium Hypochlorite Chemical Production,* Intratec Solutions.

2013 *Sodium Hypochlorite Chemical Production,* Chemical Engineering.

2013 *Colour Removal of Raw Carrageenan,* Using Sodium Hypochlorite as Bleaching Agent Norazlinda Hanen UMP.

2013 *Clinical Calculations - With Applications to General and Specialty Areas,* Joyce LeFever Kee, Sally M. Marshall.

2013 *Molecular Imaging and Contrast Agent Database (MICAD) [Internet].* Bethesda (MD): National Center for Biotechnology Information (US).

2013 *The Science and Applications of Microbial Genomics: Workshop Summary.* Institute of Medicine (US). Washington (DC): National Academies Press (US).

2013 *Molecular Imaging and Contrast Agent Database (MICAD) [Internet].* Bethesda (MD): National Center for Biotechnology Information (US).

2014 *Curarsi con la candeggina. Guida pratica al Metodo Ruffini per trattare oltre 100 malattie con meno di un euro.* Ruffini G., Droga V., Lamed.

2014 *Pharmacology - Principles and Applications,* Eugenia M. Fulcher, Robert M. Fulcher, Cathy Dubeansky Soto.

2014 *Dental Materials - Clinical Applications for Dental,* Carol Dixon Hatrick, W. Stephan Eakle, William F. Bird.

2015 *Prudent Practices in the Laboratory: Handling and Disposal of Chemicals,* National Research Council.

2016 *Water Treatment,* American Water Works Association.

2016 *The 100 Most Important Chemical Compounds: A Reference Guide,* Richard L. Myers.

2017 *Vi presento il Metodo Ruffini. Introduzione al rivoluzionario trattamento dermatologico,* Ruffini G., Droga V., Lamed.

PARTE SECONDA
APPENDICE

La mieloperossidasi

di Gilberto Ruffini

L'enzima perossidasi fa parte della classe delle ossidoreduttasi in grado di produrre la seguente reazione:

donatore + $H_2O_2 \leftrightarrows$ donatore ossidato + 2 H_2O

Tale enzima rientra nell'ampia famiglia delle emoproteine, nominate genericamente anch'esse perossidasi, capaci di ripulire le cellule dalla presenza di specie reattive dell'ossigeno come i perossidi.

È dall'Università della California (Davis - UCD) che giunge la notizia della scoperta di un enzima che catalizza la generazione di NaOCl (ipoclorito di sodio) nelle cellule e regolarizza la vasodilatazione durante le fasi infiammatorie. Lo studio è stato illustrato sulla rivista "Science" ed è di notevole importanza considerate le potenziali ripercussioni terapeutiche di svariate malattie in-fiammatorie vascolari.

La mieloperossidasi (MPO) è un enzima contenuto in un particolare tipo di globuli bianchi: i leucociti polimorfonucleati (principalmente neutrofili e monociti). Questo enzima in particolare appartiene alla classe delle ossidoreduttasi ed ha la facoltà di ripulire le cellule dalla presenza di specie reattive dell'ossigeno (i perossidi).

La mieloperossidasi compie una potente azione antibatterica, l'enzima viene immesso in circolo dai leucociti polimorfonucleati, attivati come risposta a molteplici processi infiammatori.

Di solito, la mieloperossidasi funziona da battericida, catalizzando la conversione dell'acqua ossigenata (ottenuta dagli ioni superossido O_2- prodotti dai leucociti polimorfonucleati nella fase di fagocitosi) e ione cloruro per generare acido ipocloroso (HClO). Questo acido è citotossico, quindi permette l'eliminazione di microbi e di altri patogeni e può svolgere una significativa azione proinfiammatoria. La mieloperossidasi può contribuire, in questa occasione, anche al danneggiamento dei tessuti dell'organismo.

Tra gli enzimi di granulazione eosinofili dei leucociti che si trovano nelle classi delle ossidoreduttasi vi si trova la mieloperossidasi, un enzima strutturalmente dimerico (ovvero l'unione di due molecole, un esempio ne è il saccarosio ovvero il comune zucchero da cucina che è costituito da glucosio e fruttosio), notevolmente importante nella difesa immunitaria. È con la mieloperossidasi che si catalizza, grazie ai macrofagi, una rilevante reazione di sintesi di ipoclorito di sodio (NaOCl).

Una riflessione sulla resistenza batterica

di Gilberto Ruffini

LA questione è semplice: in presenza di un problema si va alla ricerca delle soluzioni, di conseguenza se i microbi divengono resistenti ad ogni tipo di antibiotico noto, si dovrebbero cercarne di nuovi, eppure quasi tutte le molecole conosciute risalgono agli anni '70, la domanda è: perché?

Il perché è altrettanto semplice: l'antibiotico è merce poco redditizia e il suo uso dovrebbe essere limitato. Il prezzo in farmacia non è eccessivo a differenza dei costi della ricerca e dello sviluppo di nuove molecole o di principi attivi che necessitano di ingenti somme di finanziamenti da parte delle società farmaceutiche che, quindi, si rivolgono ormai principalmente alla terapia delle malattie croniche (i pazienti in questo caso consumano il farmaco per tutta la loro esistenza) oppure nei chemioterapici e negli antiretrovirali (che peraltro hanno un prezzo estremamente elevato). La spietata logica dell'economia si rivela essere infine il motivo sostanziale del problema ma contemporaneamente ne è l'impedimento alla sua risoluzione.

Vi sono vari progetti di ricerca che mirano a sostenere la messa a punto di antimicrobici, tra cui prove cliniche su antibiotici non brevettati: a finanziarli è l'Unione Europea, ma continuano a mancare gli investimenti industriali per mettere a punto questi nuovi antibiotici. Le aziende del farmaco sembrano ritrarsi anche quando si parla del mero sviluppo. Soccombere anche solo per una ferita infetta non è più un rischio tanto remoto nei Paesi occidentali. La resistenza agli antimicrobici è la possibilità di alcuni tipi di batteri di sopravvivere e duplicarsi anche con alte concentrazioni di antibiotici che invece sono generalmente sufficienti per eliminare i microrganismi della stessa specie. Questo fenomeno è in costante in aumento nei territori europei.

Tale problematica, di cui non si parla mai abbastanza, negli ultimi decenni ha acquisito una grave importanza: l'Ecdc (ovvero il Centro europeo per la prevenzione e il controllo delle malattie) ha dichiarato che l'antibiotico-resistenza è la più rilevante minaccia fra le malattie infettive. Questo perché, nel caso in cui gli antibiotici non funzionassero, molte patologie ad oggi curabili senza troppi problemi si trasformerebbero in patologie mortali.

Il problema principale è dato dall'abuso o dal cattivo uso di questi farmaci. Va tuttavia considerato anche il fatto non trascurabile che gli antibiotici li ingeriamo ogni giorno senza volerlo (e senza saperlo) in quanto presenti nella carne, dato che vengono somministrati agli animali allo scopo di prevenire (e non solo curare) le possibili patologie. Se si assumono eccessivamente gli antibiotici si incrementa l'evoluzione delle specie batteriche favorendo quindi la formazione dei temuti "superbatteri" o "batteri killer".

Nel marzo 2012 Margaret Chan, direttrice generale dell'Organizzazione mondiale della sanità, dichiarò che "un'era post-antibiotici significa di fatto la fine della medicina moderna così come la conosciamo".

Fra i principali batteri responsabili di infezioni anche pericolosissime per la vita vanno ricordati lo Staphylococcus aureus, lo Streptococcus pneumoniae, lo Pseudomonas aeruginosa, la Klebsiella, l'Aci-nobacter baumanii, la Shigella, l'Haemophilus influenzae, l'Enterobacteriaceae, l'Enterococcus faecium, l'Helicobacter pylori, la Salmonella, il Campylobacter, la Neisseria gonorrhoeae. Tali batteri sono stati in grado di giungere ad un gravoso livello di multipla resistenza da divenire difficilmente trattabili anche attraverso i recenti antibiotici (M. Sandal, *La fine dell'era antibiotica*, in *Il post*, 20 novembre 2011).

Per quale ragione un batterio può essere resistente agli antibiotici?

Le principali cause di questo fenomeno sono essenzialmente due:
- un batterio è per sua natura resistente all'azione di un determinato antibiotico (resistenza intrinseca);
- un batterio tende a sviluppare, di generazione in generazione, un determinato livello di insensibilità (resistenza acquisita) tramite una selezione naturale che appare essere eccezionalmente veloce (i batteri hanno la capacità di crescere e di riprodursi con gran velocità che in alcuni casi è di appena 20 minuti).

Ma a cosa è dovuta questa resistenza acquisita? Questa rapida evoluzione della specie batterica può essere scatenata da due cause:
- può avvenire, come in ogni specie vivente, una mutazione genetica (in considerazione della notevole consistenza numerica della popolazione microbica), tale per cui mentre i batteri 'normali' vengono eliminati dall'azione di un certo antibiotico, quelli 'mutanti' si moltiplicano e prosperano (e possono essere trasmessi ad altri animali o persone);
- caso più unico che raro, un microbo può riuscire ad acquisire i geni necessari alla resistenza direttamente da altri microbi ma di specie diversa (non necessariamente patogeni).

In quest'ultimo caso la situazione si fa più complessa e più complicata da risolvere. Il patrimonio genetico così acquisito passa infatti di specie in specie, offrendo a ciascun batterio un assortimento genetico praticamente illimitato. C'è da considerare che mentre i batteri che risultano essere resistenti a una singola famiglia di antibiotici possono essere contrastati con principi attivi di diverso tipo, quando i batteri sviluppano quella che viene definita "resistenza multipla", ovvero la resistenza a quattro o più antibiotici appartenenti diverse classi, il problema assume una connotazione molto seria.

Non è tanto il fatto che la malattia provocata in questi casi sia intrinsecamente più grave di quella provocata dai microrganismi sensibili, ma diventa più difficile da trattare, quasi impossibile, dato il numero ridotto di farmaci a disposizione. Spesso l'unica speranza di difesa sta nel sistema immunitario dell'organismo, che tuttavia per i pazienti già ricoverati in ospedale e dunque indeboliti non risulta al massimo delle sue potenzialità. Non è un caso, infatti, che i superbatteri colpiscano per lo più soggetti già ricoverati in ospedali. Tutto questo dà luogo nel migliore dei casi a un decorso particolarmente lungo, con maggiori costi per gli ospedali e, nei casi estremi, alla morte dei pazienti: fino ad oggi l'antibiotico-resistenza causa ogni anno in tutta Europa circa 4 milioni di infezioni e 37 mila decessi. L'Oms ha dichiarato che entro il 2050, se non si interverrà, i decessi per tali cause, potrebbero arrivare a 10 milioni, superando quelli per i tumori.

Oltre al grave problema dei decessi, l'antibiotico-resistenza implica, come accennato, un eccesso di costi per la sanità pubblica e di deficit produttivo per una cifra non inferiore al miliardo e mezzo di euro. All'interno delle strutture sanitarie l'antibiotico-resistenza è una minaccia sempre incombente, che si può manifestare come infezioni contratte in seguito a un ricovero ospedaliero.

In Grecia e in Italia dal 15% al 50% di infezioni da Klebsellia pneumoniae (una delle principali cause della polmonite) è resistente anche al carbapenem, l'antibiotico 'ultima risorsa', e risulta pertanto sostanzialmente incurabile. Questo tipo di problema ha allertato tutta l'Europa. A puro titolo di esempio, in Gran Bretagna la Hpa (Health Protection Agency) sta tenendo sotto controllo l'insorgenza delle infezioni da gonorrea antibiotico-resistente e dichiara che in un futuro nemmeno troppo distante il pericolo di gonorree intrattabili sia estremamente reale. A tal riguardo, per fare un altro esempio, ricordiamo che il direttore dell'Ecdc, Marc Sprenger, ha dichiarato che questa è una situazione molto critica ed è un dovere dichiarare guerra a questi microbi.

Sulla nota rivista scientifica *Nature Reviews Microbiology*, in un articolo a firma di 28 scienziati europei e americani dediti alla ricerca in tale settore, si riportano dati che destano forte preoccupazione. Nel 2007 vi erano oltre 400 mila casi di infezioni da batteri antibiotico-resistenti in Europa per un totale di circa 2,5 milioni di giorni di ricovero collettivi; lasciamo a voi l'onere di immaginare i costi. Negli Stati Uniti d'America le statistiche non sono incoraggianti, anzi: l'incidenza dei ricoveri ospedalieri causati dalle infezioni antibiotico-resistenti è aumentata del 359% in 10 anni: se nel 1997 i casi erano 37.005, nel 2006 i casi sono saliti a 169.985!

La deputata democratica Louise Slaughter nel marzo 2012 ha dichiarato, nel corso di una intervista al *Guardian*, che annualmente nei soli Stati Uniti d'America muoiono 100 mila pazienti in ospedale per un'infezione microbica e che questi dati non sono altro che la punta dell'iceberg.

All'interno dell'ampia cerchia delle infezioni antibiotico-resistenti non possiamo non citare l'Mrsa (Meticillino Resistenza Staphylococcus Aureus) che è causa annuale di 19 mila decessi e di 7 milioni di visite mediche. Sostanzialmente si può dichiarare che ogni qual-volta una persona contrae l'Mrsa, i costi sanitari devono essere moltiplicati per quattro.

Alla luce di questi dati l'antibiotico-resistenza è motivo di carico enorme per i costi e la gestione della salute pubblica, il cui costo annuale si attesta nei soli Stati Uniti approssimativamente sui 20 miliardi di dollari.

Anche se tale fenomeno è di per sé una manifestazione biologicamente del tutto naturale (già 30 mila anni fa esistevano batteri resistenti), ai giorni nostri l'uso eccessivo di antimicrobici è stato capace sì di uccidere tutti i ceppi batterici tranne però proprio quelli resistenti che di conseguenza riescono ad avere il sopravvento.

Un grave motivo di tale resistenza è stato reso possibile e amplificato - lo abbiamo accennato - dallo scellerato e spesso inadeguato utilizzo di antibiotici per il trattamento di infezioni sia in ambito umano che veterinario. Oltre a questo vi è l'abuso di antibiotici a fini non terapeutici ma preventivi e, infine, l'inquinamento dell'ambiente, il che non fa altro che velocizzare la comparsa e la diffusione di batteri resistenti. Tuttavia, nel 2017 l'Oms ha pubblicato le nuove linee guida proprio per cercare di far fronte all'uso improprio di antibiotici al fine di arginare il reale rischio di antibiotico-resistenze in tutto il mondo.

L'uso inappropriato di antibiotici in medicina umana

L'Ecdc videnzia che oltre il 50% delle terapie antibiotiche prescritte negli ospedali è superfluo o inopportuno. Bisognerebbe fare uso di antibiotici soltanto se strettamente necessario e seguendo una prassi ottimale, perché l'antibiotico-resistenza è strettamente collegata alla modalità in cui i pazienti e i medici che redigono le prescrizioni fanno uso di quel farmaco.

L'inadeguato utilizzo dei principi attivi (ad esempio per diagnosi errate o imprecise) comporta la comparsa e la selezione di batteri resistenti ai medicinali tradizionali. Le errate abitudini di medici o dei loro pazienti sono così ben radicate d'aver resa necessaria la Giornata europea per l'utilizzo consapevole degli antibiotici: in Italia qualcuno ne ha mai sentito parlare? Tale giornata si svolge il 18 novembre di ogni anno con lo scopo di evidenziare queste cattive condotte sia di alcuni medici che di molti pazienti.

Sul fronte dei medici, l'Ecdc mette in evidenza che, in fase di diagnosi, la priorità ad esempio deve essere data

all'antibiogramma e non all'abituale prescrizione di antibiotici ad ampio spettro, per poter giungere ad una ben
delineata linea di attacco al bacillo responsabile dell'infezione. E che dire della pessima abitudine di fare prescrizioni di antibiotici in caso di forme virali? Una prescrizione, in questo caso, inutile e paradossale in quanto,
urge qui ricordarlo, i virus non sono mai sensibili agli
antibiotici o, detto ancor più chiaramente, gli antibiotici
non possono nulla contro i virus. Questo tipo di pratica
sarebbe prescritta (nel migliore dei casi) all'unico scopo
di prevenire eventuali (ma mai accertate) possibili sovra
infezioni microbiche. In ultima analisi, evidenziamo l'a-
bitudine nelle strutture ospedaliere all'uso sconsiderato delle profilassi antibiotiche anche qui per prevenire
purtroppo le sempre più crescenti infezioni ospedaliere
antibiotico-resistenti. Sarebbe buona norma, piuttosto,
rivolgere l'attenzione ai protocolli di igiene e al pronto
isolamento dei casi accertati.

Sul fronte dei pazienti, occorre principalmente rifug-
gire dalla tentazione di interrompere le terapie antibiotiche senza averle completate o (prassi troppo diffusa) di
utilizzare gli antibiotici che sono avanzati dalla terapia
di patologie precedenti. Altro fatto grave: si sottovaluta
la gravità in questi casi del fai-da-te: accade, ad esempio,
non troppo di rado che il paziente, dopo autodiagnosi,
decida di curarsi attraverso gli antibiotici che ha ottenuto
senza ricetta, semplicemente con la sola compiacenza di
un farmacista. Gli antibiotici sono farmaci e il loro uso
improprio può avere conseguenze quanto mai gravi.

Se il problema delle antibiotico-resistenze è noto almeno dagli anni Cinquanta, per quale motivo gli antibiotici sono sempre stati usati così tanto e con superfi-
cialità in medicina? Abbiamo ribadito che circa il 50%
di prescrizioni di antibiotici sono inutili o fuori luogo.
In tutta Europa non è più possibile parlare di fenomeno
casuale: o sono le università che insegnano ai futuri medici di abusarne (e, salvo smentite, pare che non sia così)
oppure il condizionamento arriva da altri interlocutori

interessati. Occorre dunque supporre che quelle aziende farmaceutiche che abbiano investito nel settore commerciale degli antibiotici, avendolo valutato oggettivamente poco remunerativo, abbiano plagiato e motivato in tutti i modi possibili medici e pazienti in modo da poter guadagnare sulla quantità?

L'aspetto squisitamente commerciale parrebbe essere dunque non soltanto la principale causa del problema delle antibiotico-resistenze, ma soprattutto apparirebbe come il più grave ostacolo alla sua risoluzione.

Si evidenziano pertanto i crescenti problemi esistenti relativi ai batteri multiresistenti e il crescente urgente bisogno di mettere a punto nuovi antibiotici per dare risposte ai fabbisogni medici. Vi sono diversi progetti volti a sostenere la messa a punto di antimicrobici: prove cliniche su antibiotici non brevettati sono stati finanziati - si è detto - dall'Unione Europea, ma sono deficitari gli investimenti industriali per mettere a punto questi nuovi antibiotici. La Commissione Europea dichiara che urge dare forza alla ricerca scientifica e disegnare pertanto un nuovo modello commerciale per gli antibiotici, il quale però non dovrà implicare la necessità di fissare a prezzi elevatissimi i futuri principi attivi.

Da più parti i ricercatori notano con fiducia che esistono numerosissime fonti di molecole potenzialmente attive non ancora esplorate o dimenticate. Occorre magari rivalutare molecole antibiotiche di vecchia data, forse proprio quelle scartate inizialmente ma che potrebbero rivelarsi utilissime se ottimizzate e perfezionate dalla tecnologia moderna. Altra possibilità parallela sarebbe poi quella di cambiare i dosaggi, la somministrazione o le indicazioni. Occorre, insomma, ingegnarsi con nuove strategie per tamponare l'emergenza.

Si devono anche considerare tutte quelle terapie alternative (ovviamente scientificamente comprovate) che attenuino la nostra sempre maggiore tendenza alla dipendenza dai farmaci rafforzando le capacità difensive del nostro sistema immunitario. Andrebbe, per esempio, incentivato il ricorso a terapie probiotiche che, attraverso l'uso dei batteri 'buoni' simbiotici col nostro corpo, contengano lo sviluppo dei germi patogeni, come pure si dovrebbe tentare di imitare i meccanismi difensivi già messi in atto dal nostro stesso organismo. A tal riguardo, io stesso faccio notare da decenni l'enorme potenziale terapeutico del Metodo Ruffini che ha come principio attivo l'uso topico cutaneo di acido ipocloroso sia in ambito della medicina umana che veterinaria. Se mi vor-ranno ascoltare sarà una vera e propria rivoluzione per il mondo della dermatologia.

L'uso inappropriato di antibiotici in medicina veterinaria

L'Oms riferisce che il 50% della produzione mondiale di antibiotici è rivolta agli animali e che si sale all'80% negli Stati Uniti, dove per l'allevamento (secondo l'Fda) si consumano annualmente 13 mila tonnellate di antibiotici. Anche in questo caso, così come accade nell'ambito della medicina umana, l'uso sconsiderato degli antibiotici ha portato, per esempio, alcuni microbi causa di banali diarree in varie specie animali a sviluppare una temibile resistenza ai farmaci più in uso nella medicina veterinaria.
   Ma cosa spinge a questo consumo esagerato di antibiotici? I motivi sono essenzialmente tre:
• impedire la diffusione delle infezioni negli allevamenti intensivi;
• affrettare la produzione arginandone i tempi e i costi;
• favorire lo sviluppo della massa muscolare degli animali in quanto alcuni antibiotici funzionano anche come promotori della crescita.

Alla luce di queste considerazioni si può dire che anziché migliorare la qualità igienica degli allevamenti, le condizioni di vita e rispettare i giusti tempi di crescita degli animali, si preferisce il ricorso a dosi massicce di antibiotici, con l'ovvio e ormai risaputo incremento esponenziale della antibiotico-resistenza.

Per citare un esempio calzante, secondo la Ntf (la National Turkey Federation ovvero la lobby americana degli allevatori di tacchini), l'uso degli antimicrobici permette di ridurre di un terzo il costo della produzione. Andando nel dettaglio, grazie agli antibiotici si riducono i tempi di crescita degli animali e si rende possibile il loro allevamento intensivo in spazi ridotti senza il rischio di diffusione di infezioni: senza l'uso di questi antibiotici, occorrerebbero maggiori infrastrutture e circa 170 mila tonnellate di cibo in più.

C'è anche da dire che se l'utilizzo scellerato degli antibiotici fosse un pericolo per la salute dei soli animali di allevamento sarebbe già un fatto grave di per sé, ma diventa ancora più drammatico perché sia gli antibiotici che i batteri ad essi resistenti finiscono nella catena alimentare umana. È interessante considerare che la diffusione di resistenza agli antibiotici negli allevamenti è un fenomeno proporzionale ai medesimi problemi rilevati negli ospedali.

La rivista medica *Clinical Infectious Diseases* ha pubblicato nel 2011 un articolo in cui rivela che il 50% della carne bovina, di pollo, di tacchino e di maiale che viene venduta dalle grandi catene di commercio alimentare degli Stati Uniti contiene microbi resistenti agli antibiotici, nello specifico parla dello Staphylococcus Aureus causa delle infezioni Mrsa. A titolo d'esempio si cita che nell'agosto 2012 il gigante agroalimentare Cargill ha dovuto ritirare ben 16 mila tonnellate di pollame contaminato da un ceppo di salmonella resistente ai medicinali. Tale infezione era la responsabile di un caso di decesso e di circa un centinaio di ricoveri.

L'inquinamento ambientale da antibiotici

Alcuni scienziati nel campo della ricerca hanno potuto dimostrare che vi era la presenza di antibiotici anche nei legumi e nei cereali che venivano coltivati nel suolo fertilizzato con il letame del bestiame. Anche in orticoltura, ai fini del controllo della crescita microbica e micotica, si sono verificate preoccupanti situazioni di antibiotico-resistenza. Se ne usano anche per il trattamento contro i funghi nelle discariche, per l'intensificazione dei raccolti o per rallentare il deperimento degli ortaggi. Vi sono notevoli casi in cui al posto dei pesticidi tradizionali si usano antibiotici.

Continuando con la pura logica del profitto si sta inquinando l'ambiente anche con la vendita di detersivi antimicrobici domestici con la promessa dell'eliminazione al 99,99% dei batteri per trasmettere un senso di sicurezza, ignorando opportunamente di informare il potenziale acquirente che lo 0,1% dei batteri rimasti sarà in grado di sviluppare indisturbato l'antibiotico-resistenza rifornendo di materiale genetico resistente le future generazioni di batteri.

Nell'eterna guerra fra l'uomo e i germi patogeni la battaglia è ancora aperta. Nella nostra faretra abbiamo numerosi strumenti: dai numerosissimi germi amici con cui possiamo entrare in simbiosi creando vere e proprie strategiche alleanze al nostro sistema immunitario, dalle molecole biocide a uso topico (l'acido ipocloroso è decisamente una di queste) fino agli antibiotici sistemici, ma di tutti questi strumenti occorre farne un saggio uso. Come ha dichiarato nel 1990 il premio Nobel Joshua Lederberg, uno dei pionieri della genetica dei batteri (lo stesso che ha scoperto la loro capacità di scambiarsi geni a scopo evolutivo):

Il dominio dell'uomo sulla Terra, a meno del suicidio della nostra specie, è oggi seriamente sfidato solo dai batteri patogeni, per i quali noi siamo la preda, e loro sono i predatori. Non c'è alcuna garanzia che in questa gara evolutiva saremo noi a uscire vincitori.

Il brevetto

ABBIAMO voluto proporre nelle pagine che seguono l'edizione integrale e originale del brevetto del Metodo Ruffini, depositato il 24 luglio 1996.

Da quella data, il Metodo si è affinato, grazie all'approfondimento degli studi e all'emersione di nuove evidenze scientifiche, nonché la raccolta di numerose testimonianze spontanee di gente comune e medici che ne hanno potuto testare l'efficacia sul campo. Nonostante ciò, già in queste pagine c'è il nucleo di tutto il lavoro del dottor Gilberto Ruffini e segna perciò una pietra miliare negli studi sull'ipoclorito di sodio in campo medico, un vero punto di non ritorno.

09613/11

AL MINISTERO DELL'INDUSTRIA DEL COMMERCIO E DELL'ARTIGIANATO — **MODULO A**
UFFICIO ITALIANO BREVETTI E MARCHI - ROMA

A. RICHIEDENTE DI
RUFFINI Gilberto
Varese   0052700012?

B. RAPPRESENTANTE DEL RICHIEDENTE PRESSO L'U.I.B.M.
Dr. Ing. MODIANO Guido ed altri
MODIANO & ASSOCIATI S.r.l.
Meravigli   16   MILANO   20123

C. DOMICILIO ELETTIVO dell'interesse

A61K   33 20

E. TITOLO
USO DI IPOCLORITO DI SODIO PER IL TRATTAMENTO DI MALATTIE SISTEMICHE
E DELLA PELLE.

F. INVENTORI DESIGNATI
RUFFINI Gilberto

G. PRIORITÀ

H. CENTRO ABILITATO DI RACCOLTA COLTURE DI MICRORGANISMI

K. ANNOTAZIONI SPECIALI

DOCUMENTAZIONE ALLEGATA
1   16

300.000.-

COMPILATO IL 24 07 1990   FIRMA DEL RICHIEDENTE   DR. ING. MODIANO Guido

MILANO
MI99A 001557
NOVANTASEI   VENTIQUATTRO   LUGLIO

CORTONESI MAURIZIO

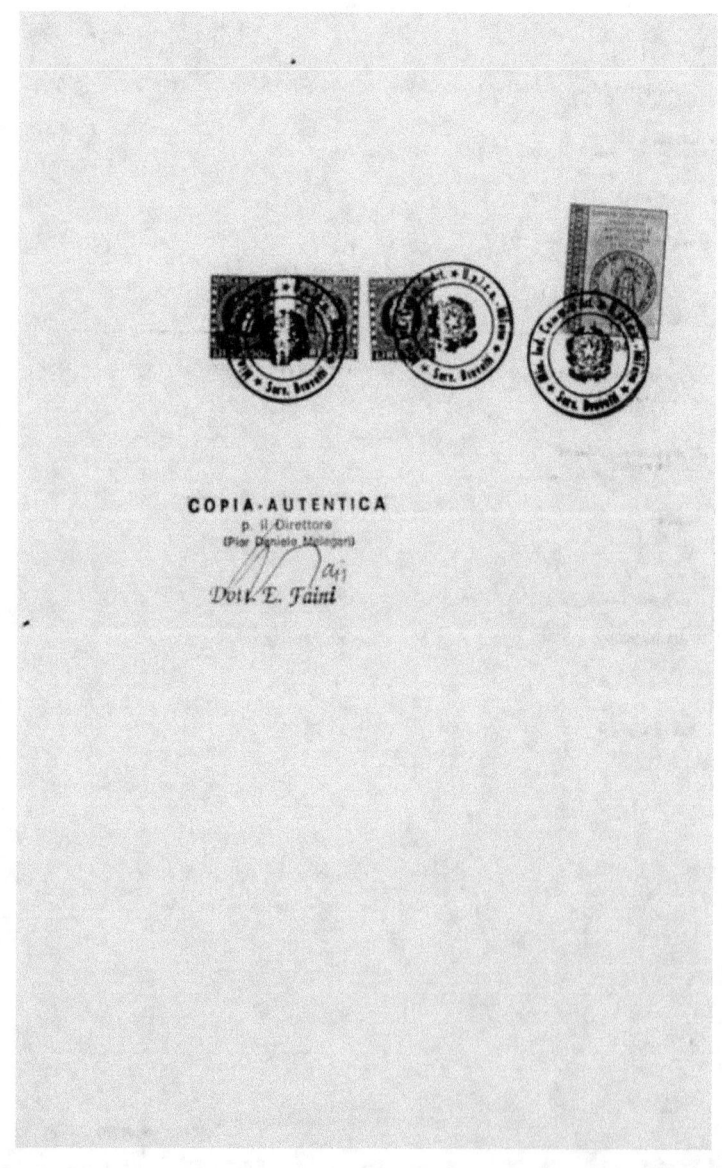

09613/11

PROSPETTO A

RIASSUNTO INVENZIONE CON DISEGNO PRINCIPALE, DESCRIZIONE E RIVENDICAZIONE

NUMERO DOMANDA [............................] REC A   DATA DI DEPOSITO 24/07/1996

NUMERO BREVETTO [............................]   DATA DI RILASCIO [..][..][..][....]

G. TITOLO

USO DI IPOCLORITO DI SODIO PER IL TRATTAMENTO DI MALATTIE SISTEMICHE
E DELLA PELLE.

L. RIASSUNTO

La presente invenzione concerne l'uso di un composto inorganico salino di
formula NaOCl, per la produzione di un medicamento per il trattamento topico o
sistemico di affezioni batteriche, virali, fungine e protozoiche, quali ad esempio forme herpetiche, micosi, piodermiti, verruche e calazi. Inoltre la presente
invenzione si riferisce all'uso di NaOCl per produrre un medicamento per il
trattamento della psoriasi, delle scottature. Secondo un'altro aspetto dell'invenzione viene previsto l'utilizzo di NaOCl per preparare una formulazione farmaceutica per l'igiene orale e la cura della carie, delle afte e degli ascessi
gengivali ed in tutte le manifestazioni sostenute da patogeni o risalenti a loro, quali ad esempio alcune forme tumorali.

M. DISEGNO

2   09613

RUFFINI Gilberto,

residente a Varese,

di nazionalità italiana

DESCRIZIONE

La presente invenzione si riferisce all'uso di ipoclorito di sodio
per il trattamento di malattie sistemiche e della pelle.

In particolare, la presente invenzione si riferisce all' utilizzo di
ipoclorito di sodio come principio attivo farmacologicamente efficace nel
trattamento di varie affezioni dermatologiche e sistemiche.

L'ipoclorito di sodio è un composto inorganico noto come agente
sbiancante, come intermedio chimico e come disinfettante ad uso esterno.

Soluzioni di ipoclorito di sodio vengono utilizzate comunemente per
il trattamento delle acque delle piscine, all'interno delle quali svolgono
un'azione disinfettante a seguito dello sviluppo della seguente reazione:

$$NaOCl \overset{H_2O}{\rightleftharpoons} Na^+ + OCl^-$$
$$OCl^- + H^+ \rightleftharpoons HOCl$$

Le proprietà sbiancanti e disinfettanti delle soluzioni di ipoclorito
di sodio sono dovute alla cessione di cloro ed alla capacità di sviluppare ossigeno.

Le proprietà sbiancanti di questo sale inorganico vengono utilizzate
nell'industria della carta e tessile, per realizzare prodotti privi di colorazione.

Sono inoltre note soluzioni di ipoclorito per la pulizia domestica e

3

nell'igiene pubblica, le quali, al momento dell'utilizzo necessitano di
essere opportunamente diluite con acqua.

L'ipoclorito di sodio, sotto forma di soluzione acquosa, trova come
ulteriore indicazione d'uso quella di disinfettante antisettico, per uso
esterno.

In particolare, per questo utilizzo è commercializzato un presidio
medico chirurgico in forma di polvere da disciogliere in acqua al momento
dell'uso. Per la preparazione di soluzioni estemporanee l'ipoclorito di
sodio viene utilizzato in una concentrazione dello 0,5%, ritenuta sufficiente per svolgere un'azione antisettica o battericida in un'ampia gamma
di casi, che spaziano dalla disinfezione di ferite ed escoriazioni superficiali, alla disinfezione di apparecchi sanitari, utensili ed alla disinfezione della biancheria.

E' inoltre nota una composizione ad esclusivo utilizzo dei medici
specialisti dentisti contenente il 5% in peso di ipoclorito di sodio.

Questa composizione è posta in commercio con una unica indicazione
d'uso che consiste nel trattamento dei canali dentali, ad esempio per la
cura apicale granulomatosa.

Uno scopo generale del presente trovato consiste nel fornire, per un
composto inorganico noto, nuove indicazioni d'uso nel campo della medicina.

Uno dei principali scopi della presente invenzione consiste nel fornire formulazioni farmaceutiche per la cura di infezioni a carattere virale, microbico, fungino o protozoico, in cui il principio attivo sia costituito da un sale inorganico di formula già nota, che, nella vita comune, ha sin'ora trovato indicazioni di uso in campi differenti.

4

Un altro scopo consiste nell'utilizzare un composto salino inorganico per preparare medicamenti per la cura di affezioni dermatologiche a carattere virale, fungino o microbico, che non rispondono in maniera pienamente soddisfacente dal punto di vista terapeutico, ai trattamenti con i medicamenti tradizionalmente disponibili sul mercato.

Un ulteriore scopo consiste nel fornire una nuova indicazione d'uso di un composto inorganico noto, facilmente reperibile sul mercato a costi accessibili, nel campo del trattamento di malattie virali dermatologiche, sistemiche e dei disturbi associati ed opportunistici, come nella sindrome di immunodeficienza acquisita (AIDS).

Ancora un altro scopo consiste nel provvedere una preparazione ad uso oro-buccale per la profilassi e la cura della carie, delle afte dei granulomi e degli ascessi gengivali, che comporti bassi costi di realizzazione.

Non ultimo scopo consiste nel provvedere composizioni farmaceutiche includenti come principio attivo un sale inorganico noto, altamente attive nei disturbi della psoriasi e delle scottature e nelle lesioni chirurgiche croniche quali ad esempio fistole anali e osteomielitiche.

Alla luce di questi scopi e di altri ancora che diventeranno più evidenti in seguito, viene fornito, in accordo con la presente invenzione, l'uso di un composto di formula NaOCl, per la produzione di un medicamento per il trattamento topico o sistemico di affezioni virali, batteriche, fungine o protozoiche.

L'uso secondo la presente invenzione permette di realizzare un medicamento per il trattamento di esseri umani od altri mammiferi affetti da infezioni a carattere virale, batterico, fungino, protozoico in cui il

5

mammifero viene trattato per via topica o sistemica con un quantitativo
terapeuticamente efficace di NaOCl, in un diluente o veicolo farmaceuticamente accettabile.

Il medicamento realizzato in accordo con la presente invenzione in-
corpora un quantitativo di NaOCl preferibilmente compreso tra l'1 ed il
30% in peso, più preferibilmente compreso tra 5,1 e 22% in peso, ancora
più preferibilmente compreso tra 10 e 14% in peso, in un veicolo o diluente farmaceuticamente accettabile.

Tra i diluenti farmaceuticamente accettabili viene preferito l'utilizzo di acqua, vantaggiosamente di tipo distillata o bidistillata, che,
essendo pressoché priva di elementi inquinanti, permette di prolungare la
stabilità della soluzione di ipoclorito di sodio. Inoltre, secondo una
forma preferita, l'acqua utilizzata è in forma sterile ed apirogena.

Un diluente particolarmente preferito è costituito da una soluzione
fisiologica, isotonica, di cloruro di sodio, ad esempio del tipo utilizzato per realizzare le soluzioni farmaceutiche ad uso iniettabile (NaCl
5,6%).

Una soluzione fisiologica di NaCl, contenente NaOCl al 12% in peso,
costituisce una forma farmaceutica particolarmente idonea ai fini del-
l'utilizzo secondo l'invenzione.

Secondo una prima forma di realizzazione della presente invenzione,
viene previsto l'uso di NaOCl per realizzare un medicamento ad uso topico
per il trattamento delle malattie dermatologiche virali, batteriche, fungine e di origine protozoica.

In accordo con questa forma di realizzazione, è previsto il tratta-

6

mento di affezioni virali herpetiche della pelle e delle mucose come: herpes simplex, herpes labialis, herpes zoster, herpes oculi, herpes zoster ed herpes genitale. Inoltre, tra le forme virali che rispondono al trattamento con il principio attivo secondo l'invenzione annoveriamo le verruche (papilloma virus) e forme virali simili.

L'ipoclorito di sodio (NaOCl) trova una altra indicazione di utilizzo terapeutico nel trattamento delle malattie dermatologiche causate da germi, essendosi dimostrato efficace sia contro i batteri Gram+, come ad es. streptococchi, stafilococchi e pneumococchi, sia contro i batteri Gram-, come ad esempio, calazi, girodito e foruncolosi. Ulteriori affezioni che accompagnano le lesioni cutanee chirurgiche croniche con una elevata componente batterica o virale come come ad esempio le fistole anali ed osteomielitiche, sono altresì trattabili in accordo con l'invenzione.

Inoltre, l'ipoclorito di sodio si è mostrato efficace nel trattamento delle malattie della pelle causate dai funghi patogeni come dermatofiti, lieviti e muffe e dai protozoi, specie le spirochete, l'entamebe ed i tricomonadi.

Rientra nella presente forma di realizzazione il trattamento delle affezioni localizzate a livello della mucosa nasale, paranasale, con particolare riferimento alle riniti virali, sinusiti croniche ed acute.

In accordo con questa prima forma di realizzazione è previsto l'utilizzo di un quantitativo terapeuticamente efficace di NaOCl per produrre un medicamento in forma di soluzione, di crema, pasta, gel, unguento e di spruzzatura (spray), per trattare le affezioni precedentemente descritte, localizzate a livello della pelle o delle mucose. Il medicamento in forma

7

di spruzzatura (spray), trova una specifica, ma non limitativa indicazione d'uso nel trattamento delle affezioni a livello delle mucose nasali e paranasali precedentemente descritte.

Per quanto riguarda la somministrazione topica del medicamento secondo la presente invenzione, è sufficiente che un quantitativo terapeuticamente efficace venga posto in contatto con i tessuti in necessità di trattamento.

Qualora i tessuti in necessità di trattamento non siano costituiti dallo strato esterno dell'epidermide, è necessaria la somministrazione del principio attivo, ad esempio nella formulazione in soluzione acquosa precedentemente descritta, mediante mezzi di somministrazione o applicazione noti agli esperti del ramo.

A titolo di esempio, nella cura di infezioni piogene o delle verruche localizzate negli strati più profondi della cute, si somministra il medicamento in forma di una soluzione di NaOCl al 12% in peso, mediante una siringa da insulina, oppure mediante uno specillo, previamente imbibito con la soluzione. Questo modo di applicazione/somministrazione viene realizzato al fine di porre a diretto contatto ca. lo 0,1 ml di soluzione, con i tessuti in cui ha sede il focolaio d'infezione.

Secondo un'altra forma di realizzazione la presente invenzione si riferisce all'uso di NaOCl per realizzare un medicamento ad uso sistemico per il trattamento delle malattie virali, batteriche, fungine o di origine protozoica.

Secondo questa forma di realizzazione, viene utilizzato un quantitativo terapeuticamente efficace di NaOCl, in un diluente o veicolo farma-

8

ceuticamente accettabile per produrre un medicamento.

Vantaggiosamente, detto diluente è una soluzione acquosa del tipo precedentemente descritto. A titolo di esempio si cita una soluzione fisiologica salina isotonica, sterile ed apirogena, del tipo utilizzato nella preparazione di medicamenti in forma iniettabile.

In accordo con questa forma di realizzazione viene previsto l'utilizzo di NaOCl per la produzione di un medicamento per il trattamento delle infezioni da virus dell'immunodeficienza umana (HIV).

Il metodo di trattamento prevede la somministrazione di NaOCl in forma di soluzione, per via sottocutanea. Questo tipo di somministrazione permette un assorbimento lento e costante del medicamento evitando il verificarsi di picchi ematici elevati di principio attivo (NaOCl).

L'iniezione viene preferibilmente fatta sottocute, ad esempio in prossimità della zona pelvica, in maniera da determinare la formazione di un ponfo che viene lentamente assorbito dall'organismo in necessità di trattamento.

Nel momento in cui le molecole di NaOCl estranee all'organismo vengono a porsi a contatto con le cellule immunocompetenti infette dal virus dell'HIV, queste ultime vengono inattivate ed il virus viene distrutto. Si presume che a questo risultato faccia riscontro una forte caduta della conta delle cellule infette da HIV, circolanti nel flusso sanguigno.

Il meccanismo di azione di NaOCl che ne determina la efficacia terapeutica non è del tutto chiaro, anche se presumibilmente è da ascrivere alla clorurazione e/o ossidazione delle cellule e particelle biologiche con cui viene a contatto.

9

Secondo un altro aspetto la presente invenzione si riferisce all'uso di NaOCl per la produzione di un medicamento per la cura delle affezioni del cavo orale.

L'uso secondo questo ulteriore aspetto dell'invenzione consente di realizzare un medicamento per la cura delle affezioni della cavità orale, comprendente un quantitativo terapeuticamente efficace di NaOCl in un diluente o veicolo farmaceuticamente accettabile.

I diluenti e veicoli farmaceuticamente accettabili secondo questo aspetto sono del tutto sovrapponibili a quelli citati per le due precedenti forme di realizzazione.

Tra le affezioni del cavo orale comprese nell'ambito della presente invenzione annoveriamo la carie, le sue recidive causate principalmente dall'azione dello streptococco mutans ed inoltre gli ascessi gengivali, i granulomi e le afte.

A titolo di esempio si cita la realizzazione di un medicamento in forma di colluttorio o di dentifricio comprendente una soluzione di NaOCl in un quantitativo compreso tra 5,1-22% in peso e da usare per risciacqui, spazzolature, una volta al giorno, sino alla regressione della sintomatologia.

La formulazione farmaceutica del colluttorio o del dentifricio secondo il presente aspetto dell'invenzione comprende vantaggiosamente una soluzione di NaOCl in un quantitativo come precedentemente descritto, con l'aggiunta di ulteriori additivi quali agenti aromatizzanti, conservanti, stabilizzanti, addolcenti e coloranti di tipo noto nelle formulazioni per l'igiene orale.

10

Sono altresì comprese nell'ambito dell'invenzione, formulazioni farmaceutiche in forma di fialette monodose ad uso dei medici, in cui NaOCl è
compreso tra 5,1-22% in peso. Queste fialette sono particolarmente indica-
te per l'applicazione diretta, mediante mezzi di somministrazione noti,
sui tessuti della cavità orale, interessati dalle patologie descritte.
Secondo un altro aspetto la presente invenzione si riferisce all'uso di
NaOCl per la produzione di un medicamento per il trattamento della psoriasi e delle scottature/ustioni.

In accordo con questo ultimo aspetto è previsto l'utilizzo di un
quantitativo terapeuticamente efficace di Na OCl per produrre un medicamento in forma di soluzione, crema, pasta, gel, unguento, vaporizzatore,
per trattare la psoriasi o le scottature.

Per quantitativo terapeuticamente efficace si intendono i quantitati-
vi descritti in precedenza per le altre forme di realizzazione dell'invenzione.

Esempi di diluenti e veicoli farmaceuticamente accettabili sono sovrapponibili a quelli precedentemente forniti, essendo la formulazione
sotto forma di soluzione di NaOCl al 10-14% in peso, particolarmente preferita. Questa formulazione, oltre a contenere un quantitativo altamente
efficace di principio attivo, ne permette l'applicazione diretta sulle zone cutanee lese, ad esempio mediante il tamponamento con un batuffolo di
cotone, una garza previamente imbibita od un pennellino.

Questa applicazione permette di far rapidamente regredire il prurito
a livello delle zone dove sono presenti le lesioni cutanee dovute alla
psoriasi od alle scottature.

11

Nel trattamento della psoriasi si è osservato una rapida regressione
della desquamazione cheratinosa degli strati superficiali cutanei già a
partire dalla prima applicazione locale.

Applicando un lieve strato superficiale di soluzione di NaOCl al 12%
una volta al giorno, si è osservata la scomparsa del prurito nell'arco
delle prime 24 ore di trattamento e la successiva scomparsa delle chiazze
ipercheratinose e della desquamazione entro 10 giorni di trattamento di
una forma psoriasica in fase cronica o esacerbata.

Rispondono inoltre in maniera sorprendentemente positiva al trattamento con una soluzione di NaOCl dell'invenzione le scottature e le com-
plicazioni di natura infettiva e non, solitamente presenti a livello delle
superfici epidermiche interessate da lesioni cutanee.

Le modalità e vie di applicazione sono quelle descritte in precedenza
per il trattamento della psoriasi.

L'utilizzo di NaOCl in accordo con la presente invenzione, prevede,
vantaggiosamente, che i medicamenti prodotti includano inoltre un agente
stabilizzante l'ipoclorito di sodio. In particolare i medicamenti in forma
di soluzione acquosa includeranno un agente stabilizzante atto a limitare
l'ossidazione di NaOCl da parte dell'aria.

Tra gli agenti stabilizzanti utilizzabili nella presente invenzione,
vengono vantaggiosamente utilizzati i composti farmaceuticamente accettabili, atti a mantenere il pH della soluzioni di NaOCl, a valori pari o su-
periori a 7.

Inoltre, i medicamenti prodotti secondo l'invenzione comprendono additivi, conservanti, regolatori del ph ed altri agenti di comune utilizzo

12

nella tecnica farmaceutica.

Gli utilizzi di NaOCl, per la realizzazione di medicamenti secondo le indicazioni precedentemente descritte, consentono di sfruttare, del tutto inaspettatamente, una serie di attività farmacologiche/terapeutiche di un composto il cui utilizzo in altri campi della tecnica è di per sè già noto da tempo.

Inoltre, i risultati terapeutici nei confronti di patologie che sin'ora non hanno risposto in maniera sufficientemente soddisfacente a terapie con altri farmaci, rendono la presente invenzione ancora più apprezzabile.

Infine, un ulteriore vantaggio della presente invenzione risiede nell'elevato rapporto esistente tra qualità della risposta terapeutica/prezzo di produzione del medicamento.

I seguenti esempi vengono forniti a solo scopo illustrativo della presente invenzione e non devono essere inteso in senso limitativo dell'ambito dell'invenzione, quale risulta definito dalle accluse rivendicazioni.

ESEMPIO 1

Formulazione farmaceutica in forma di fialetta monodose per la cura di herpes labialis.

NaOCl	12% in peso
Soluzione acquosa sterile (NaCl 5,6%)	87% in peso
Correttore di ph (NaHCO$_3$)	1% in peso

ESEMPIO 2

Formulazione farmaceutica in forma di fialetta monodose per il trat-

13

tamento delle infezioni virali sistemiche (HIV).

NaOCl   12% in peso

Acqua per prep. iniettabile q.b. a   5 ml

    ESEMPIO 3

    Medicamento in forma di gel (100 ml) per il trattamento delle scotta-
ture o della psoriasi.

NaOCl   8 g

carbossipolimetilene   0,2 g

alcool isopropilico   35 g

acqua depurata   q.b.

    ESEMPIO 4

    Fialetta monodose per il trattamento degli ascessi gengivali ad uso
dentistico.

NaOCl   10% in peso

NaHCO$_3$ 2% in peso

Clorexidina   1% in peso

Acqua bidistillata sterile   87% in peso

    ESEMPIO 5

    Colluttorio per la profilassi e cura della carie e delle afte.

    Una preparazione di 100 ml a base di acqua distillata contiene i se-
guenti componenti:

NaOCl   8 g

Glicerina   5 g

sodio bicarbonato   1 g

metile-p-idrossibenzoato   0,1 g

14

polisorbato 20   0.005 ml

colorante giallo chinolina   0,002 g

La soluzione è da utilizzarsi per risciacqui o pennellature, una volta al giorno.

APPENDICE. IL BREVETTO

15

RIVENDICAZIONI

1. Uso di un composto di formula NaOCl, per la produzione di un medicamento per il trattamento di affezioni virali, microbiche, fungine o protozoiche.

2. Uso secondo la rivendicazione 1, per il trattamento di infezioni cutanee virali, microbiche, fungine o protozoiche.

3. Uso secondo la rivendicazione 1 o 2, per il trattamento delle affezioni dermatologiche herpetiche.

4. Uso secondo la rivendicazione 1 o 2, per il trattamento delle verruche.

5. Uso secondo la rivendicazioni 1, per la produzione di un medicamento per il trattamento sistemico delle infezioni di origine virale.

6. Uso secondo la rivendicazione 5, per il trattamento delle infezioni con il virus dell'immunodeficienza umana (HIV).

7. Uso di un composto di formula NaOCl, per la produzione di un medicamento per il trattamento topico della psoriasi e delle scottature.

8. Uso di un composto di formula NaOCl, per la produzione di un medicamento per il trattamento della carie, dei granulomi, degli ascessi gengivali e delle afte.

9. Uso di un composto di formula NaOCl, per la produzione di un medicamento per il trattamento delle riniti virali e delle sinusiti croniche.

10. Uso secondo una qualsiasi delle precedenti rivendicazioni, caratterizzato dal fatto che detto medicamento comprende un quantitativo terapeuticamente efficace di un composto di formula NaOCl, in un diluente o

16

veicolo farmaceuticamente accettabile.

11. Uso secondo la rivendicazione 10, caratterizzato dal fatto che detto diluente comprende una soluzione acquosa.

12. Uso secondo la rivendicazione 11, caratterizzato dal fatto che detta soluzione acquosa comprende $NaOCl$ in un intervallo di concentrazione compreso tra 1 e 30% in peso.

13. Uso secondo la rivendicazione 12, caratterizzato dal fatto che detta soluzione acquosa ha una concentrazione di $NaOCl$ compresa tra 5,1 e 22% in peso.

14. Uso secondo la rivendicazione 13, caratterizzato dal fatto che detta soluzione acquosa ha una concentrazione di $NaOCl$ compresa tra 10 e 14% in peso.

15. Uso secondo una qualsiasi delle precedenti rivendicazioni 11-14, caratterizzato dal fatto che l'acqua di detta soluzione è acqua distillata o bidistillata.

16. Uso secondo una qualsiasi delle precedenti rivendicazioni 11-15, caratterizzato dal fatto che detta soluzione acquosa è una soluzione sterile apirogena fisiologica di $NaCl$.

17. Uso secondo una qualsiasi delle precedenti rivendicazioni, caratterizzato dal fatto che detto medicamento comprende ulteriormente un agente stabilizzante di $NaOCl$.

18. Uso secondo una qualsiasi delle precedenti rivendicazioni 2-4, 7 e 9, caratterizzato dal fatto che detto medicamento è in forma di crema, gel, unguento, pasta e spruzzatura.

Il Mandatario: - Dr. Ing. Guido MODIANO -

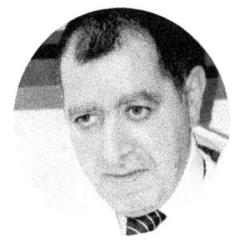 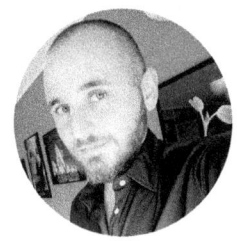

Gilberto Ruffini

Gilberto Ruffini è medico chirurgo specializzato in Ematologia, iscritto all'Ordine dei medici di Varese (tessera 02161). È il fondatore dell'omonimo metodo che è descritto in queste pagine, frutto di anni di ricerca sul campo e vari studi. Oggi, come un tempo, è animato da una forte visione etica del proprio mestiere che, unita a una altrettanto forte caparbietà, lo ha spinto, nonostante non pratichi più la professione medica per motivi di salute, a proseguire la libera ricerca, per la quale non ha mai preteso nulla, mettendo le sue conoscenze a disposizione gratuita dell'umanità.

Valerio Droga

Valerio Droga è copywriter, editor e giornalista professionista, iscritto all'Ordine nazionale (tessera 067974). Si è laureato in Scienze della comunicazione con una tesi sperimentale sul genocidio armeno e l'integrazione di un popolo in esilio (*Nor Arax, enclave armena in territorio italiano*), autopubblicata integralmente.

Ha diretto la testata *Oggi Salute* ed è il fondatore del portale di nutrizione *iOminutro*. Da anni si occupa con *Bybloservice* di servizi editoriali e ha creato il marchio editoriale *Lamed*, che incarna la sua visione etica del lavoro, inteso sempre come strumento di utilità sociale.

Collane Lamed

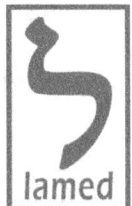

LAMED nasce con otto collane tematiche, ciascuna identificabile con un colore e un animale diverso. Otto contenitori in parte ancora vuoti, in attesa di essere riempiti.

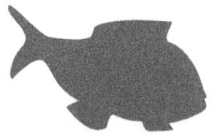

Collana del Pesce
SALUTE E BENESSERE

Non si è veramente liberi di scegliere se non si sta bene nel corpo: la salute fisica è il primo requisito per la propria realizzazione ed evoluzione personale. Si dice "sano come un pesce" perché - vuole il proverbio - non esistono animali più energici e vivaci.

La collana nasce quindi per accogliere i libri dedicati alla salute e allo star bene, con uno sguardo particolare alla prevenzione, alle cure alternative e complementari e, in generale, a quelle olistiche, che curano cioè il malato prima che la malattia.

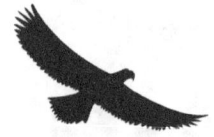

Collana dell'Aquila
CRESCITA PERSONALE E PROFESSIONALE

L'aquila non ha alcun timore delle altezze, con maestosità domina i cieli. Anthony De Mello, nel suo *Messaggio per un'aquila che si crede un pollo*, racconta di un esemplare di questo rapace che, crescendo in un pollaio, si crede un pollo e per tutta la vita non prova mai a spiccare il volo.

Mirare alla crescita dell'individuo è la finalità di questa collana, per riuscire a volare in alto come aquile, sopra i limiti che la società e spesso noi stessi ci siamo imposti, sfruttando così al meglio le nostre potenzialità e scoprendo qualità che non pensavamo di possedere.

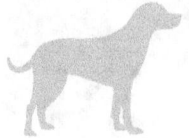

Collana del Cane
GUIDE TURISTICHE

Ci sono tanti modi di viaggiare, il migliore è farlo in buona compagnia e il compagno ideale è senz'altro il cane, animale guida per eccellenza, pronto a scortarci ovunque noi decidiamo di andare.

Questa collana, proprio come un fedele amico, vuole accompagnare il lettore aiutandolo a visitare non solo i luoghi ma a riviverne anche le atmosfere, con le persone che li popolano. Le guide turistiche *Lamed* vogliono essere dunque delle vere e proprie opere narrative che portino il lettore per mano per le vie e gli edifici della città.

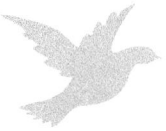

Collana della Colomba
SPIRITUALITÀ E FILOSOFIA

C'è un punto in cui l'evoluzione umana si arresta: il perseguimento del mero benessere fisico e materiale e della crescita personale e professionale hanno un limite, sono strade senza uscita, dalle quali si può balzare fuori solo sulle ali dello spirito, raffigurato spesso come una colomba: bianca, pura, inafferrabile.

Crediamo che esista questa altra dimensione oltre il proprio ego e la mente e che sia necessario approfondirla, sapendo che si possa essere persone spirituali anche senza necessariamente seguire questa o quella religione.

Collana del Bruco
LETTERATURA EDUCATIVA PER L'INFANZIA

Il bruco passa la sua esistenza a mangiare foglie: sa bene che se vuole crescere, diventare una bella farfalla e poter spiccare un giorno il volo dovrà cibarsi della migliore cellulosa, quella più adatta alla propria specie. E qual è la cellulosa più idonea alla specie umana? Naturalmente quella della carta dei libri, insostituibile fonte di nutrimento per i cittadini di domani.

Da questa idea nasce la collana del Bruco, che accoglie libri educativi per i più piccoli, ma anche per quegli adulti che vogliono riscoprire la grande bellezza dell'innocenza.

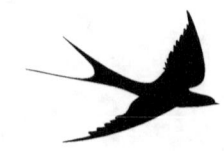

Collana della Rondine
SCIENZE SOCIALI

La rondine è un uccello migratore, non conosce confini geografici: sverna in Nord Africa e, in primavera, migra in Europa, senza dover transitare per dogane e centri di accoglienza. *Lamed* contiene la parola 'med', che sta sia per 'Mediterraneo' sia per 'mediazione': mediazione tra culture differenti.

Questa collana vuole accogliere saggi di storia, antropologia, sociologia, ma anche inchieste giornalistiche di attualità, che possano attivare una riflessione per un mondo più equo e realmente in pace.

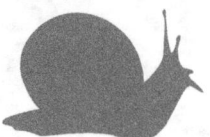

Collana della Chiocciola
ECOLOGIA, AMBIENTE E SOSTENIBILITÀ

La chiocciola costruisce il proprio guscio aggiungendo spire sempre più grandi, una dopo l'altra, in progressione geometrica, fino a che la circonvoluzione successiva aumenterebbe la conchiglia di sedici volte. Allora si ferma perché altrimenti rimarrebbe schiacciata sotto il suo stesso peso. Per questa saggezza naturale è stata presa da Serge Latouche come metafora della "decrescita felice".

Nella collana tratteremo tematiche ecologiste, tipi di agricoltura naturale, tecniche di costruzione ecocompatibile e, più in generale, modelli di sviluppo sostenibile.

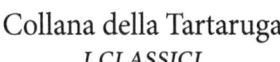

Collana della Tartaruga
I CLASSICI

Il mondo ha avuto in dono scrittori e sapienti, filosofi e intellettuali, grandi personalità che hanno aiutato l'umanità a superare momenti storici di smarrimento, piccoli e grandi maestri la cui lezione è eternamente valida, longeva e resistente come una tartaruga. Di loro spesso resta traccia scritta.

Sentiamo forte il dovere di proteggere e riscoprire i loro insegnamenti, con gratitudine, e tramandarli alle future generazioni, attualizzandone magari il messaggio, rendendolo utile al nostro contesto.

www.lamedlibri.it

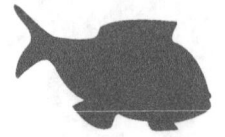

Collana del Pesce
SALUTE E BENESSERE

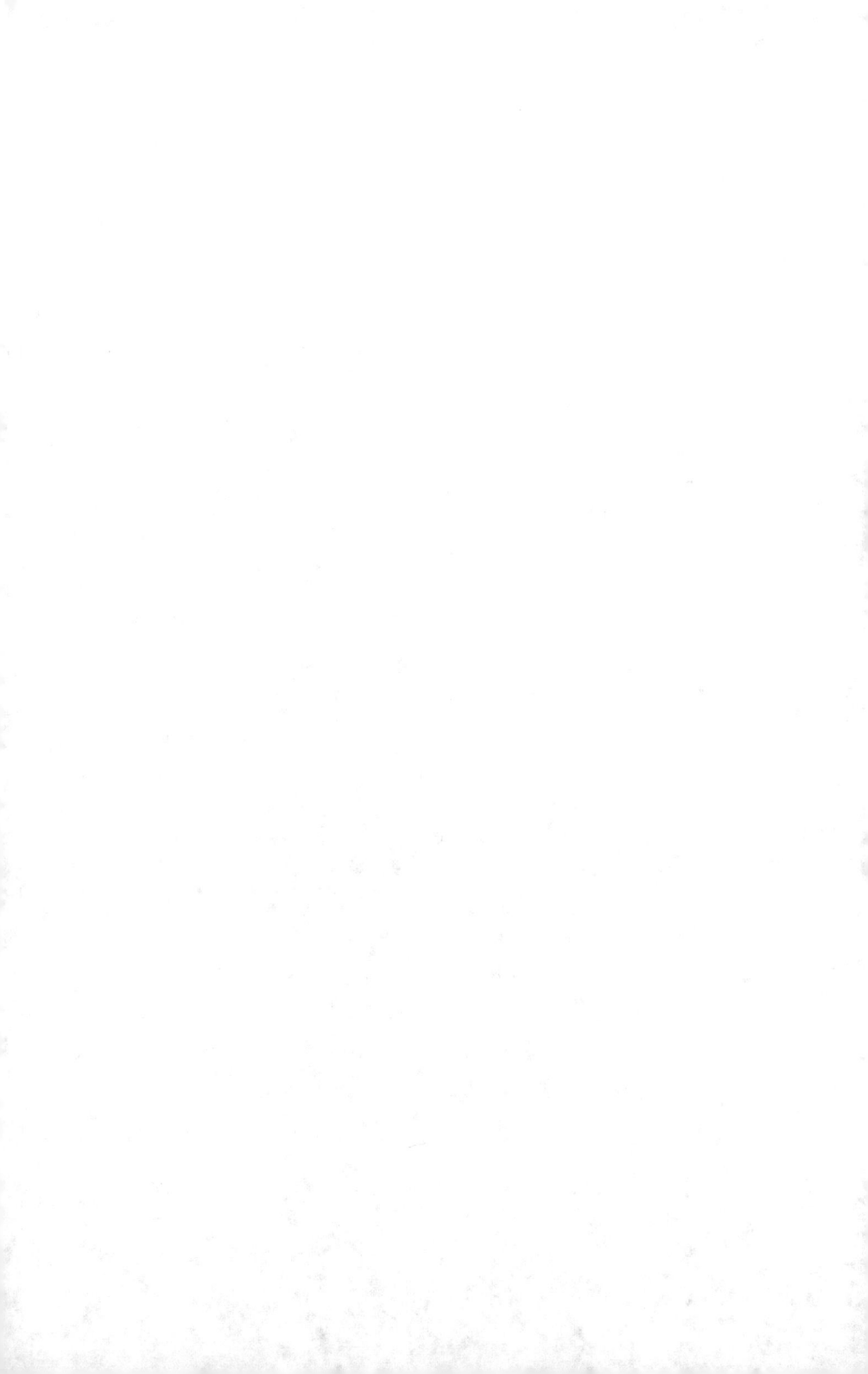

LA GUIDA UFFICIALE DEL METODO RUFFINI

Gilberto Ruffini
Valerio Droga

CURARSI CON LA CANDEGGINA?

GUIDA PRATICA AL METODO RUFFINI

per trattare oltre 100 malattie con meno di un euro

www.lamedlibri.it

TUTTO
SUL METODO RUFFINI

Gilberto Ruffini
Valerio Droga

VI PRESENTO IL METODO RUFFINI

INTRODUZIONE AL RIVOLUZIONARIO
TRATTAMENTO DERMATOLOGICO

www.lamedlibri.it

bybloservice

Ci teniamo a far le cose per bene, ciò nonostante erro-
ri e refusi sono trappole sempre in agguato. Per questo
contiamo sulla collaborazione dei lettori più attenti. Ogni
segnalazione di errore o suggerimento è ben accetto. In
tal caso potrete scrivere alla seguente email inserendo per
oggetto il titolo di questo libro. Grazie mille.

info@bybloservice.com

www.ingramcontent.com/pod-product-compliance
Lightning Source LLC
Chambersburg PA
CBHW060410290526
45791CB00002B/695